COLLECTION SCIENCE F

P. SAINTYVES

LA GUÉRISON DES VERRUES

DE LA MAGIE MÉDICALE
A LA PSYCHOTHÉRAPIE.

PARIS
Librairie Critique
EMILE NOURRY
62, RUE DES ÉCOLES, 62

1913

P. SAINTYVES

LA GUÉRISON DES VERRUES

DU MÊME AUTEUR

La Réforme intellectuelle du clergé et la liberté d'enseignement. (E. Nourry), in-12 de xi-341 p.   3 fr. 50

Les Vierges-mères et les Naissances miraculeuses. (*Essais de mythologie comparée*). (E. Nourry). in-12 de 286 pages.   3 fr. 50

Les Saints successeurs des Dieux. (*Essais de mythologie chrétienne*). (E. Nourry), in-8° de 416 p.   Epuisé.

Le Discernement du Miracle. Le miracle et les quatre critiques : Critique historique, Critique scientifique, Critique philosophique. Théologie critique. E. Nourry, in-8° de 360 pages.   6 fr.

Les Reliques et les Images légendaires. Le miracle de Saint-Janvier et son explication scientifique. — Les reliques du Buddha. — Les images qui ouvrent et ferment les yeux. — Les reliques corporelles du Christ — Talismans et reliques tombés du ciel. (Mercure de France), in-12 de 340 pages.   3 fr. 50

La Simulation du Merveilleux, avec une préface du Dr Pierre Janet. professeur du Collège de France. I. *Les Maladies simulées* : Les sujets de la cour des Miracles. Mendiants et Mythomanes. II. *La Simulation du surnaturel* : Chez les Spirites. les Possédés, les Extatiques. III. *La Simulation des guérisons miraculeuses*. Le cas de Pierre de Rudder. (E. Flammarion), in-12 de viii-388 pp.   3 fr. 50

P. SAINTYVES

LA GUÉRISON DES VERRUES

DE LA MAGIE MÉDICALE

A LA PSYCHOTHÉRAPIE.

PARIS

Librairie Critique

EMILE NOURRY

62, RUE DES ÉCOLES, 62

1913

LA COLLECTION SCIENCE ET MAGIE

Cette nouvelle collection, qui comprendra un petit nombre de volumes, est destinée à l'étude des rapports de la magie et de la science. On s'efforcera d'y déterminer ce que la science doit à la magie et d'y indiquer les routes où elle pourrait, après elle et mieux qu'elle, s'engager avec espoir.

L'entreprise intéressera nécessairement tous ceux qui s'occupent de bonne foi des sciences occultes, et n'y voient pas simplement un ramas de formules, de tours et de secrets bons à exploiter. Sans prétendre naïvement désocculter demain l'entier domaine de la magie, on y visera.

L'historien des superstitions et le folkloriste trouveront ici, pour chaque question traitée, un ensemble de documents de première main vérifiés aux sources. On s'y astreindra, en effet, aux exigences d'une saine érudition.

Mais on espère surtout intéresser les savants préoccupés de philosophie scientifique. On tentera de dégager les théories générales et les idées fondamentales de la magie et de la science. De cet effort, on peut prévoir que se dégagera également une psychologie positive. Cette critique de l'esprit humain conduira à une philosophie, si non extraordinairement originale, on n'y visera pas, du moins singulièrement solide.

L'Éditeur.

LA GUÉRISON DES VERRUES

LE TRANSFERT MAGIQUE

Quiconque a des verrues deviendra riche un jour, dit un proverbe éthiopien, mais il est difficile d'y ajouter foi ; bien mieux, j'inclinerais à croire que les fils de famille parmi lesquels on a précisément l'habitude de recruter les privilégiés de la fortune échappent plus souvent que les autres à ces petites misères de la peau humaine. Les verrues se rencontrent surtout chez les enfants, gent fort portée à fourrer les mains dans les choses et les endroits sales. Pour les grandes personnes affligées de ces petites tumeurs, elles sont généralement vouées aux métiers manuels qui ne permettent, de longues heures durant, qu'une demi-propreté.

Toujours est-il que nombre de gens ne se soucient pas de conserver ces gages de richesses et s'efforcent de trouver remède à ces excroissances désagréables. Et lorsque le médecin n'y suffit pas, on a recours au sorcier ou au toucheur de fics (1) ou tout uniment à quelqu'un des secrets traditionnels, débris vivaces de l'ancienne magie.

§ I. — Le Transfert magique par des corps inertes.

Transfert par les cailloux. — Un remède très apprécié dans le Suffolk consiste à faire un signe de croix sur chaque verrue avec une pierre ou un caillou qu'on jette ensuite (2). Au lieu de les signer on peut les compter. Dans le Lincolnshire, si vous comptez les verrues et que vous mettiez un nombre égal de pierres dans un sac et que vous l'enterriez, les verrues disparaîtront (3). La signature ou le comptage servent à mettre chaque caillou en relation avec une verrue, après quoi le jet du caillou, libre ou enfermé dans un sac, il n'importe, détermine nécessairement la chute des verrues. Nous avons là une double opération magique : une mise en rapport qui relève de la magie contagioniste et la chute ou le jet du caillou qui constitue une opération de magie mimétique ou sympathique.

Dans nombre de pays, le transfert des verrues par les cailloux se complique encore d'une troisième opération. En Lorraine, on jette le sac contenant les petits cailloux à l'embranchement de deux grands chemins, de façon à ce qu'il ait beaucoup de chances d'être aperçu par quelque voyageur. La personne qui le ramasse attrape autant de

---

(1) *Fic* de *ficus* (figue) ne s'applique qu'improprement aux verrues ; il désigne régulièrement les excroissances d'origines syphilitiques. *Verrue* ainsi que ses équivalents *verrure* (Noël du Fail) ; *verruges, verruques* sont dérivés du latin *verruca* dont le sens est le même. Les mots *poireau* et *porion* se rattachent à *Porrum* ou *Porrus* qui désigne le poireau de nos jardins.

(2) **Eva Camilla Gurdon.** *Folk-Lore of Suffolk.* Ipswich, 1893, in-8, p. 19-20.

(3) **Gutch et Mabel Peacock.** *Folk-Lore of Lincolnshire.* London, 1908, in-8, p. 113.

verrues qu'il y a de cailloux dans le sac (1). En Angleterre et en particulier dans le Lancashire, on abandonne parfois le sac sur la route conduisant à l'Eglise (2). En Touraine, on se contente de le déposer sur le bord d'une route quelconque (3). Sans doute l'y met-on bien en évidence. En Poitou, on remplace le sac par une petite bourse (4), on est ainsi plus assuré d'attirer l'attention des malheureux auxquels on veut passer ses verrues. Bien plus, on conseille au sorcier d'occasion de se cacher afin de la voir ramasser. On aura vraiment alors la certitude que toute la série des opérations nécessaires est bien accomplie. Les Bas-Bretons façonnent en forme de gros sous autant de rondelles d'ardoises qu'il y a de verrues et les enveloppent dans du papier de façon à leur donner l'apparence d'un rouleau de monnaie et les jettent sur le premier chemin venu (5). Aujourd'hui dans la Drôme, autrefois dans le pays chartrain, on se contentait de mettre les cailloux dans un papier et de le jeter dans un chemin (6). Les habitants du Northumberland se contentent de jeter le sac au loin (7). Aux yeux de la tradition intégrale, c'est un grave manque de soin puisqu'ils doivent s'efforcer ainsi de faire ramasser le sac par quelque autre personne.

---

(1) **M. Richard**. *Traditions populaires, croyances.... de l'ancienne Lorraine*. Remiremont, 1848, p. in-8, p. 268.

(2) **Ed. B. Tylor**.*La Civilisation Primitive*. Paris, 1878, in-8, ii, 194. — **W. G. Black**. *Folk-Medicine*. London, 1883, in-8. p 41.

(3) **Dr K. J. H. Darmezin**. *Superstitions et remèdes populaires en Touraine*. Bordeaux, 1904, in-8, p. 32

(4) **B. Souché**. *Croyances, Présages et Superstitions diverses* Niort. 1880, in-8, p. 19.

(5) *Revue Celtique*. vi p. 506.

(6) **Dr J.-M.-F. Reguis**. *La matière médicale au XIXe siècle*. Paris, 1897, gr. in-8, p. 50. — **J.-B. Thiers**. *Traité des Superstitions*. P., 1712. in-12, i, 380.

(7) **M. C. Balfour**. *County Folk-Lore (Northumberland)*. London, 1904. in-8, p. 49.

Il est bien clair que la saisie des cailloux par le passant et la contagion qui s'ensuit achèvent de faire tomber les verrues du jeteur de cailloux. C'est donc bien là une troisième opération de magie contagioniste qui vient renforcer les deux premières. Mais que l'on n'aille pas se tromper en faisant le compte des verrues, celles qu'on aura oubliées ne disparaîtront pas. Un habitant du Lincolnshire, très ennuyé par des verrues, les compta soigneusement, du moins le crut-il, mit autant de pierres dans un sac et durant une promenade le jeta derrière lui sans regarder qui le ramasserait. Peu de temps après, les verrues disparurent, excepté une qu'il avait négligé de compter (1).

Pourquoi emploie-t-on des cailloux pour cette opération de transfert, il est assez difficile de le dire : peut-être devait-on primitivement choisir de petits cailloux blancs ayant quelque ressemblance de forme avec les verrues. Peut-être aussi cette élection n'est-elle qu'une extension commode d'un procédé qui s'appliquait surtout aux pois. Les exemples suivants permettent de le croire. Dans le pays chartrain, il suffisait jadis, pour chasser les verrues, de les frotter avec de la *boue* que l'on avait ramassée derrière soi (2). Dans le Lancashire, on frotte les verrues avec de la *cendre* que l'on enferme ensuite dans un paquet pour la jeter au croisement de deux chemins (3). Il y a mieux encore : au Bocage Vendéen il suffit, la nuit, de saisir au hasard, sur son chemin, *un objet quelconque*, d'en frotter la verrue sans la regarder en prononçant certaines paroles (4).

---

(1) **Mrs Gutch and Mabel Peacock**. *County Folklore (Lincolnshire)*. London 1908, p. 113.

(2) **J.-B. Thiers**. *Traité des Superstitions*. P., 1712, in-12, I, 380.

(3) **W. G. Black**. *Folk-Medicine*. London, 1883, in-8, p. 41. D'après **Harland and Wilkinson**. *Lancashire Folk-Lore*, p. 157.

(4) **Dr Boismoreau** *Coutumes médicales et superstitions populaires du Bocage Vendéen*. P., 1911, in-8, p 49.

Transfert par le sel. — On comprend mieux le choix qui a été fait parfois du sel. Le sel a toujours passé pour avoir des vertus surnaturelles et très propres à chasser les mauvais esprits auxquels nombre de gens attribuent toutes maladies (1). Au pays de Limousin, on met neuf grains de sel dans un *petasson* qu'on expose au milieu de la route Celui qui ramasse le *petasson* prend les verrues (2). Ici le nombre neuf est considéré comme ayant une vertu active. Est-ce en vertu d'idées chrétiennes ou de vieilles survivances magiques, il est bien difficile de le dire.

Le transfert par le sel s'opère ordinairement de façon un peu différente. Au lieu de déposer le sel sur la route, on le jette dans un four bien chauffé. En Sicile, il faut prendre autant de grains de sel que de verrues (3), de même dans la Creuse, mais de plus il faut se sauver vite pour ne pas les entendre pétiller (4). A Marseille, on jette du sel sans compter (5). Au XVIe siècle on en jetait une poignée, tout courant (6). Lorsque le sel est consumé, les verrues tombent.

§ II. — Le transfert magique et les vieux cultes naturalistes des astres et des eaux.

Certaines eaux saintes sont considérées comme ayant le pouvoir de faire tomber les verrues. Les guérisseurs d'excroissances, de fics et de verrues viennent encore prononcer

---

(1) **Rob. Means Lawrence**. *The magic of Horse-Shoe.* Boston, 1899, in-8, p. 180-181.

(2) **M.-M. Gorse** *Au bas pays de Limousin.* P., 1896, in-8, p. 301.

(3) **G. Pitré**. *Medicina popolare siciliana*, in-12, p. 252

(4) *Rev. des Trad. pop.* IX, (1894), p. 579.

(5) **De Régis de La Colombière**. *Les cris populaires de Marseille.* Marseille, 1868, in-8, p. 271.

(6) **Laurent Joubert**. *Des erreurs populaires et propos vulgaires.* P., 1579, in-12, p. 228.

leurs formules sacramentelles près de la fontaine de Fougeré, à St-Cyr-en-Talmondais, célèbre par des vertus curatives diverses (1). Dans les Hautes-Vosges, on attribue la guérison au Saint patron de la fontaine : St-Augustin (le 28 août) guérit les fîcs (ficus) et les vlures (verrues) si l'on en croit un écriteau cloué au pied d'un sapin qui s'élève sur la lisière de la forêt de la Grande-Charme, dans la commune de Cleurie, à quinze pas environ d'une fontaine miraculeuse. C'est à l'aide du limon de la dite fontaine que la guérison s'opère. Une simple immersion des mains suffit, mais à la condition, pour celui qui la fait, d'être par pur hasard de passage en ce lieu (2).

Si l'on est trop loin d'une fontaine sacrée, on peut se contenter d'une eau sanctifiée. Au pays de Liège, vous trempez la main chargée de verrues dans le bénitier d'une église où vous allez pour la première fois, en ayant soin de dire : *Tins! volà po l'ei qui vinrel après mi!* puis vous partez sans vous retourner. Le premier venu attrape les poireaux (3).

Certaines circonstances particulières permettent d'ailleurs de se contenter du premier ruisseau rencontré. A Moha (Huy), il suffit de tremper la main dans le ruisseau pendant que les cloches « sonnent à mort » et souhaiter ses verrues au défunt (4).

Dans les Vosges, pour se débarrasser des verrues, il faut, si l'on passe, par hasard, avant le lever du soleil, à proximité d'une rivière dont l'eau est agitée et se couvre d'é-

---

(1) **B. Fillon**. *Notice sur St-Cyr en-Talmondais*. St-Cyr, 1877, p 48, cité par **Marcel Baudouin**. *Gazelle Médicale*, 19 décembre 1903.

(2) **L. F. Sauvé**. *Le Folklore des Hautes Vosges*. P., 1889 in-18, p. 214-215.

(3) **Aug. Hock**. *Croyances et remèdes au pays de Liège*. Liège, 1876, p. 215. — **D**ʳ **A. Poskin**. *Préjugés relatifs à la médecine*. Bruxelles, 1898, in-12, p. 63.

(4) **E. Monseur**. *Folklore wallon*, p. 29. — **D**ʳ **A. Poskin**. *Préjugés populaires relatifs à la médecine*. Bruxelles, 1898, in-12, p. 63.

cume, se laver les mains avec cette eau autant de fois que l'on a de verrues (1).

Dans ce dernier cas, on pense peut-être que le soleil levant détruira ou emportera le mal déjà entraîné par la rivière. Marcellus, de Bordeaux, qui vécut à la cour de Théodose le Grand, croyait à l'influence des étoiles filantes. « Lorsque tu verras la nuit une étoile filante, essuye en ce moment même avec un objet quelconque, la place où siègent les verrues ; toutes tomberont aussitôt. Mais si, pour cette opération, tu t'es servi de la main nue, les verrues se porteront toutes sur elle (2). »

On rencontre beaucoup plus souvent la croyance à l'action de la nouvelle ou de la pleine lune. Selon Dioscoride, pour guérir les verrues et poireaux des mains ou des autres parties du corps, au renouvellement de la lune, on prend autant de pois chiches qu'on a de verrues, et de chaque pois on touche une verrue, puis on les réunit dans un linge et on les jette derrière soi (3).

Dans le Beaugeois, on frotte avec une pincée de sable, mais sans regarder les verrues. Cette opération doit être faite pendant le premier quartier de la lune (en croissant) et il faut qu'elle intervienne un jour où l'on aperçoit pour la première fois le croissant lunaire. Pendant que l'on frotte ses verrues avec le sable, il faut fixer le croissant (4). D'après l'abbé Thiers, mais ce doit être une information

---

(1) **L.-F. Sauvé**. *Le Folk-Lore des Hautes-Vosges*. P., 1889. in-16, p. 245.

(2) **Marcellus**. *De Medicam*, cap. XXXIV édit. Cornarius. Basileæ. 1536, in-f°, p. 236-237.

(3) **Dioscoride** l. II. ch. XCVII. On retrouve cette recette dans toutes les éditions et traductions de Matthiole, le grand commentateur italien du savant grec. Elle est également reproduite dans **Louis Guyon**. *Le cours de Médecine contenant le Miroir de Beauté*. Lyon, 1671, in-4, p. 121, et dans **J. Dalechamps**. *Histoire générale des Plantes*, Lyon, 1615, in-f° II, 390.

(4) **C. Fraysse**. *Le Folk-Lore du Beaugeois*. Baugé, 1906, in-12, p. 115-116.

incomplète, il suffisait jadis de regarder la lune en son croissant pour faire envoler les verrues (1). Vers la même époque, en Angleterre, il est spécifié qu'il fallait en même temps se frotter les mains (2).

On ajoute assez souvent une incantation, si brève soit-elle. Dans les Deux-Sèvres, il faut, la première fois que l'on voit la nouvelle lune, ramasser à ses pieds un objet quelconque et frotter ses verrues en disant deux fois : Fis à la lune (3). « Mme M. E..., âgée de 52 ans, femme d'un pasteur protestant habitant la Poméranie, grande, robuste, jouissant d'une excellente santé générale, point nerveuse, n'ayant aucune maladie cutanée, porte depuis vingt ans à l'index de la main gauche une grande verrue qui la gêne beaucoup dans ses travaux de couture ; souvent il lui arrive de se piquer avec son aiguille et, alors, la verrue saigne abondamment. Mme M. E... recourt à tous les remèdes usuels, puis consulte plusieurs médecins sans aucun résultat. Ses amies lui conseillent d'essayer l'un des traitements empiriques qui réussissent si bien aux paysans ; mais elle n'ose le faire, à cause du rang et des fonctions de son mari ; toutefois, de plus en plus gênée par sa verrue, elle s'y décide à la fin. Suivant la prescription qui lui en est faite, trois nuits de suite, à l'heure de minuit, par une lune croissante, elle va dans son jardin ; là, elle touche sa verrue de l'index droit, et, en regardant fixement la lune, trois fois de suite elle prononce la formule suivante « Lune croissante, au fur et à mesure que tu crois, fais que ma verrue décroisse ! » J'ai vu la malade

---

(1) **J.-B. Thiers.** *Traité des Superstitions.* P., 1712, in-12, I. 380.

(2) **J. Aubrey.** *Remains of Gentilism and Judaisme.* London, 1881, in-8, p. 118. — **J. Brand.** *Observations on popular antiquities.* London, 1900, in-8, p. 731.

(3) **B. Souché.** *Croyances, Préjugés.* etc. Niort, 1880, in-8, p. 19.

trois semaines après, la verrue avait complètement disparu (1) ».

En Basse-Bretagne, c'est à la lune en son plein que l'on adresse cette conjuration

> Salud, loar gan
> Kass ar re-man
> Gan-ez ai han.

Salut pleine lune, — emporte celles-ci (les verrues) avec toi, — loin d'ici (2).

En Grèce, dit le Dr Macris, d'Athènes. on guérit les verrues en récitant des prières consacrées, mais il est indispensable que cela se passe le soir et en pleine lune (3).

Nous rencontrons partout l'idée que la lune agit sur les misères ou les actions de l'homme. On admet assez généralement que tout ce qui est fait ou tout ce dont on souffre en lune montante ne fait que s'accroître durant toute l'ascension lunaire et décroît en lune descendante. Aussi bien dans l'Inde septentrionale que dans la Haute-Bretagne, on admet que les verrues croissent en lune montante et décroissent en lune descendante (4). Les incantations ou les regards que l'on adresse à la nouvelle ou à la pleine lune ont pour but d'accentuer ce rapport déjà existant de telle sorte que la lune descendante fasse non seulement diminuer, mais anéantisse les tumeurs. La tradition s'est conservée pure dans l'Inde où l'on doit frotter les verrues avec de la poussière ramassée sous le pied gauche, tandis que

---

(1) D[r] **Ch. Hæberlin** dans *Revue de l'Hypnotisme*, XVII (1903-1904), p. 85.

(2) **L.-F. Sauvé**. *Lavarou Koz. Prov. et Dictons de Basse-Bretagne*. 1878, in-8, p. 140.

(3) *Revue de l'Hypnotisme*, XVI (1903), p. 90.

(4) **W. Crooke**. *The Popular religion and Folk-Lore of Northern India*. Westminster, 1896, in-8, I, 15. — **P. Sébillot**. *Trad. Popul. de la Haute-Bretagne*. P., 1882, in-12, II. 355.

l'on regarde la nouvelle lune. car l'on sait que cette même
lune en son déclin fera mourir les poireaux (1).

§ III. — L'insémination ou le transfert par les graines et les fruits.

Le transfert par les pois. — Les pois, et plus précisément
les pois chiches en raison de leur ressemblance avec les
verrues, ont été de tous temps employés pour le transfert
de celles-ci. Au XVIᵉ siècle, si l'on rencontrait quelqu'un
d'assez naïf pour lui faire toucher ses verrues avec autant
de pois, on était assuré qu'il les prendrait (2). Mais les
gens étaient avertis, l'usage des pois pour enlever les
verrues était universellement connu depuis l'antiquité.
Voici un moyen, dit Pline, par lequel on croit faire disparaître les verrues : à la première lune on touche chacune des
verrues avec un pois et l'on met ces pois dans un nouet
que l'on jette derrière soi (3).

Au temps de Pline, l'astrologie était encore de toutes les
sauces pharmaceutiques. Plus tard, on se passe facilement
de la lune. Oyez Porta : « Prends tant de pois que tu auras
de poireaux sur les mains et les mettras dans un drapeau
et les lieras bien dans le dit drapeau avec un filet et les
enterre dessous terre ; selon que les dits pois se viendront
à pourrir, les poireaux de tes mains s'en iront sans aucune
douleur. chose approuvée et expérimentée (4) ». A la fin du
XVIIᵉ siècle, au pays chartrain, on se contentait de compter
autant de pois que de verrues, de les mettre dans un linge

---

(1) **H.-H. Wilson.** *Vishnu Purana.* London, 1840, in-8, 145, 275, note.

(2) **Laurent Joubert.** *Des erreurs populaires et propos vulgaires.* P.,
1579, in-12, p. 228.

(3) **Pline.** *H. N.* XXII, 72 tr. Littré, II, 99.

(4) **J.-B. Porta.** *La Magie Naturelle.* Rouen, 1657, in-12, p. 635.

et de les jeter sur le chemin (1). Cette pratique s'est d'ailleurs perpétuée telle quelle dans les Landes (2) et dans la Touraine (3). En Provence et en Angleterre, on remplace le linge ou le sac par un papier (4). Même simplification dans les Alpes Vaudoises où l'on ajoute autant de cheveux que de pois, et pour que le paquet soit plus facilement ramassé on lui met une adresse (5). Les habitants de la Gironde prennent neuf pois quel que soit le nombre des verrues, et après le frottement obligatoire, les enterrent dans un chemin où il passe beaucoup de monde (6). Ici encore persiste l'idée du transfert à une tierce personne. Dans les environs de Remiremont, on jette le cornet de papier qui contient les pois dans la fosse de la première personne qui décède (7). Cela gênera moins le mort que le vivant. D'ailleurs la décomposition du mort va renforcer l'action magique.

Il est à noter que si les pois sont brûlés, desséchés, mis à pourrir, leur destruction commande sympathiquement la destruction des verrues. Dans les Vosges, c'est dans le feu que l'on jette, en se sauvant, autant de pois que l'on a de verrues (8). En Poitou, le pois qui a touché les fics est

---

(1) **J.-B. Thiers**. *Traité des Superstitions*. P., 1712, in-12, I, 37ō.

(2) **Dᵣ P. Dubalen**. *Les pratiques médicales dans les Landes*. Lyon, 1907, in-8, p. 31.

(3) **Dᵣ A.-J.-H. Darmezin**. *Superstitions et Remèdes populaires en Touraine*. Bordeaux, 1904, in-8, p. 32.

(4) **Dᵣ J.-M.-F. Réguis**. *La Matière médicale populaire au XIXᵉ siècle*. P., 1897, gr. in-8, p. 50. — **H. Friend**. *Flowers and Flower-Lore*. London, (1883), in-8, II, 367.

(5) **A. Cérésol**. *Légendes des Alpes Vaudoises*. Lausanne, 1885, in-4, p. 340.

(6) **F. Daleau**. *Notes pour servir à l'étude des Traditions... de la Gironde*. Bordeaux, 1888, in-8, p. 43.

(7) **M. Richard**. *Trad. popul. croyances, etc., de l'ancienne Lorraine*. Remiremont, 1848, p. in-8, p. 268.

(8) **L.-F. Sauvé**. *Folk-Lore des Hautes-Vosges*. P., 1889, Ip. 245.

mis dans un trou de mur où il ne tarde guère à se dessécher ou à pourrir (1). Beaucerons et Percherons frottent
leurs verrues avec une poignée de pois qu'ensuite ils
enterrent afin qu'ils pourrissent (2). En Bretagne, il suffit
de prendre une poignée de pois et de les jeter au loin sans
les compter (3).

Dans le Bas-Poitou, un seul pois suffit : j'ai vu toucher
les fics en 1865, dit Souché. L'opérateur prit un pois, enleva
une partie de la peau, et avec l'endroit mis à nu, frotta les
fics tous les uns après les autres, en commençant par
ceux de la main gauche. Le pois fut ensuite mis dans un
trou de mur pour y pourrir. Quand les prières du toucheur
ont manqué leur but, il n'avoue pas sa défaite. De deux
choses l'une : ou le mal est « z'vilé », et alors il essaye de
le « barrer », ou bien le malade n'avait pas confiance (4).

L'usage de jeter des pois dans les puits avec l'intention
de se débarrasser des verrues, est extrêmement répandu (5).
Il est évidemment destiné à hâter la corruption de la verrue. En Poitou, le nombre des pois doit être égal à celui
des verrues (6). De même dans le vieux Bocage, il faut, de
plus, être à jeun et les jeter derrière soi avant le lever du
soleil. Le premier qui vient puiser de l'eau hérite des verrues (7). En Saintonge, en Touraine, en Provence, il faut
s'enfuir à toutes jambes pour ne pas entendre le bruit

(1) **B. Souché**. *Croyances*, etc. Niort, 1880, in-8, p. 19.

(2) **F. Chapiseau**. *Folklore de la Beauce et du Perche*. P., 1902, I, 196.

(3) **V. Lemareschal**. *Flore légendaire... de Bretagne*. Saint-Brieuc,
1884, in-8, p. 25.

(4) **B. Souché**. *Croyances*, etc. Niort, 1880, in-8, p. 19. — **Dr Tiffaud**.
L'exercice illégal de la médecine dans le Bas-Poitou. P., 1899, gd in-8,
p. 43.

(5) **P. Sébillot**. *Le Folklore de France*. P., 1905, II, 320. — **X. Rousseau**. *La Normandie ignorée*. Caen, 1912, in-18, p. 21.

(6) **B. Souché**. *Croyances*, etc... Niort, 1880, in-8, p. 19.

(7) **Jehan de la Chesnaye**. *Le vieux Bocage qui s'en va*. Vannes,
1911, gd in-8, p. 129-130.

qu'ils font en tombant dans l'eau (1). A Marseille, après
avoir jeté le pois chiche qui a touché le mal, on s'éloigne
au plus vite pour le même motif : le mal disparaît
quand le pois est fondu ou pourri (2). Dans les Ardennes,
les verrues, ainsi que les cors aux pieds, s'en vont avant la
fin de la semaine, à la condition que l'on n'entende pas le
bruit des pois (3). En Haute-Bretagne, il faut les jeter sans
être vu de personne et en fermant les yeux (4).

Dans le Bocage, on prend treize pois sans être vu et
avant le lever du soleil on en lance douze successivement
l'un après l'autre dans le puits. Après quoi l'on récite un
Pater et un Ave, on jette le dernier et l'on fait un signe de
croix (5). Dans le Berry, cette cérémonie atteignait son ma-
ximum de complexité. « Choisir treize pois de l'année, en
envelopper six dans un linge noir, sept dans un linge blanc,
et les porter pendant treize jours sur sa poitrine, en guise
d'amulette ; attendre un vendredi, et, à minuit, sans témoin,
se rendre au bord d'un puits, dire sept Pater, et à la fin de
chacun d'eux jeter un pois dans le puits ; de là, se trans-
porter près d'une taupinière, réciter six Ave Maria, et après
chaque Ave faire un trou avec le petit doigt de la main
gauche et y enterrer un pois. Cette recette est indiquée au
Moniteur de l'Indre du 8 mars 1856, et cette feuille assure

<hr>

(1) **J.-N. Noguès.** *Mœurs d'autrefois en Saintonge.* Saintes, 1891,
in-8, p. 161. — **Raphaël Blanchard,** in *Rev. des Trad. popul.* V, (1890),
742. — **Dr A.-J.-H. Darmezin.** *Superstitions et remèdes populaires en
Touraine.* Bordeaux, 1904, gd in-8, p. 32. — **Dr J.-M.-F. Réguis.** *La
matière médicale populaire au XIXe siècle.* Paris, 1897, gd in-8, p. 50.

(2) **De Régis de la Colombière.** *Les Cris de Marseille.* Marseille,
1868, gd in-8, p. 271.

(3) **A. Meyrac.** *Traditions, coutumes des Ardennes.* Charleville, 1890,
in-4, p. 170.

(4) **P. Sébillot.** *Traditions de la Hte-Bretagne.* II. 243.

(5) **J. de la Chesnaye.** *Le Vieux Bocage qui s'en va.* Vannes, 1911,
n-8, p. 130.

qu'une jeune femme, après avoir suivi cette prescription, vit disparaître ses verrues (1).

Les prières ont évidemment remplacé de vieilles incantations : Jadis dans les environs de Moncontour, près l'école communale, existait un puits, recouvert bientôt depuis quelque trente ans ; on y jetait une poignée de petits pois (sans compter) et en les lançant on répétait trois fois : Petits pois, petits pois ; quand mes petits pois pourriront mes verrues s'en iront. Et les verrues ne manquaient pas de disparaître si l'on avait eu le temps de dire cela trois fois avant que les petits pois n'eussent atteint l'eau (2).

Aux environs de Rennes, on pouvait jeter les pois dans une fontaine (3). Dans le Bocage normand, il suffit de mettre les pois à pourrir dans un vase rempli d'eau que le malade doit mettre ensuite en quelque endroit secret, sans en parler à qui que ce soit. « Las d'essayer tous les topiques populaires en usage contre les verrues dont il avait les mains recouvertes, le sieur X... tenta le traitement infaillible. Scrupuleusement il compta un nombre de petits pois égal à celui de ces petites tumeurs, les déposa dans un pot à pommade au fond de sa cave. Bientôt les verrues commencèrent à se dessécher, quelques-unes disparurent, puis tout à coup la guérison s'arrêta. Surpris, le sieur X... alla voir dans le coin obscur, il trouva le petit pot complètement à sec, l'eau s'était évaporée. Le malade remplaça le liquide et bientôt la guérison fut complète (4) ».

Dans la Mayenne, probablement en raison d'une analo-

---

(1) **Laisnel de la Salle**. *Croyances et Légendes du Centre de la France* P., 1875, in-8, II, 297-98.

(2) *Rev. des Trad.* Popul. IX. (1894), 489-490.|

(3) **P. Sébillot**. *Trad. de la H^te.-Bretagne.* P., 1882, II, 313.

(4) **Dr Aug. Guiton**. *Empirisme et superstition dans le Bocage Normand.* P., 1904, gd in-8, p. 34.

gie de forme moins caractérisée que celle des pois, on frotte
les verrues avec les nœuds encore verts de la paille de sei-
gle ; les débris sont jetés dans un puits, et, à mesure qu'ils
pourrissent, les tumeurs disparaissent (1). En Lauragais, on
jette autant de grains de mil que de verrues (2). Dans le
Baugeois, c'est une poignée de haricots (3). On opère avec
des haricots rouges dans le Bourbonnais ; mais il faut aller
au puits à reculons et les jeter sans regarder en arrière (4).

En Ecosse, il faut enfermer dans un paquet autant de
grains d'orge qu'il y a de verrues et les perdre sur la grand'
route. Celui qui les ramasse prend les verrues (5). On emploie également les nœuds de paille de froment, d'avoine
ou d'orge que l'on enterre (6). En Irlande, on cherche une
paille comptant au moins neuf nœuds et l'on coupe ces nœuds
(s'il y en a plus de neuf, on jette les surnuméraires), puis on
enterre les nœuds opérants dans un fumier (7). A mesure
que les nœuds pourrissent les verrues disparaissent. Dès
l'antiquité, on attachait une grande importance aux nœuds
de la paille des grains. St-Augustin nous apprend que No-
dinus présidait à la formation des nœuds du chaume (8).
Dans le Leicestershire, on emploie la gousse de la fève
commune que l'on enterre ou que l'on jette par dessus son
épaule (9). Dans le Baugeois, on utilise la gousse du hari-
cot blanc (10).

---

(1) **X. De la Perraudière** in *Rev. des Trad. Popul.* XIV (1899), 640.

(2) **P. Pagot.** *Folklore du Lauraguais.* Albi, 1893 91, in-18, p. 328.

(3) **C. Fraysse.** *Le Folklore du Baugeois.* Baugé, 1906, in-12, p. 115.

(4) **F. Pérot.** *Folk-Lore du Bourbonnais.* P., 1898, p. in-12, p. 231.

(5) **W. G. Black.** *Folk-Medicine.* London, 1883, in-8, p. 42, d'après
Gregor. *Folk-Lore of North East of Scotland,* p. 48.

(6) **H. Friend** *Flowers and Flower-Lore.* London (1883), in-8, II. 367.

(7) **H. Friend.** *Flowers and Flower-Lore.* London (1883), in-8, II, 367.

(8) *De Civita Dei.*

(9) **Ch.-J. Billson.** *County Folklore* (Leicestershire and Rutland). London, 1895, in-8, p. 53.

(10) **C. Fraysse.** *Le Folklore du Baugeois.* Baugé, 1906, in-12, p. 115.

Certaines pratiques ne sont que des débris de pratiques plus anciennes, tel l'usage en Lincolnshire de frotter les verrues avec ce qui est blanc et doux à l'intérieur d'une gousse de fève (1) ou celui de piquer les verrues avec des graines d'avoine comme en Lorraine (2).

Le transfert par la pomme ou par les pépins. — Une brave femme digne de toute confiance, Mme D..., a affirmé au Dr Roussel qu'elle s'était débarrassée de verrues qui l'incommodaient en les frottant avec un quartier de pomme de terre crue. Quelques années auparavant, le même procédé lui avait parfaitement réussi (3). Mais la pomme de terre est rarement employée, cette pratique dérive vraisemblablement de l'usage d'utiliser les pommes à cette médication. Voici ce qu'on lit dans le célèbre recueil de recettes de Madame Fouquet :

« Prenez une pomme et la coupez par la moitié, frottez la verrue avec la pulpe interne de cette pomme, jusqu'à ce qu'elle devienne comme tiède par le mouvement de la friction ; enfilez ensemble ces deux moitiés de pomme, et conservez-les dans un lieu bien fermé ; aussitôt qu'elles commenceront à pourrir, les verrues commenceront à guérir, et quand elles seront tout à fait pourries, les verrues seront entièrement guéries. Que si avant d'être pourries quelque animal les mangeait, les verrues ne guériraient pas (4) ».

Cette pratique s'est perpétuée en Bretagne française (5)

---

(1) **Gutch and Mabel Peacock**. *County Folklore* V (Lincolnshire). London, 1908, p. 113.

(2) **M. Richard**. *Trad. popul., croy. de l'ancienne Lorraine*. Remiremont, 1848, in-8, p. 268.

(3) **Dr Rousset**. *Verrues et Suggestion* dans *La Loire Médicale*, XVI (1897), p. 242.

(4) **Madame Fouquet**. *Recueil de Remèdes*. P., 1750, in-12, I, 65. Elle est déjà indiquée dans **Thiers**. *Traité des Superstitions*. P., 1712, in-12, I, 375.

(5) **A.-C.-G. Foll**. *Médecine et Superstitions populaires en Bretagne*. Bordeaux, 1903, gr. in-8, p. 33.

et en Angleterre, dans le Devonshire (1). On la retrouve
également avec quelques nuances dans maintes provinces
de France et d'Angleterre. Les Bocains et les Normands
réunissent ou ficellent ensemble les morceaux de pommes
avant de les enclore à fin de décomposition (2). Dans le
Béarn (3), le Limousin (4), le Morvan (5), la Haute-Bretagne (6), le Leicestershire (7), après avoir frotté la verrue,
on enterre les fragments de la pomme, persuadé que cet
enfouissement en hâtera le pourrissage, qui lui-même hâtera la disparition de la verrue. Notons cependant qu'en
Limousin l'opération doit se faire à 2 heures du matin et
dans un champ. D'autres circonstances singulières semblent destinées à renforcer le transfert. Dans la Lozère et
en Provence, on frotte les deux moitiés de pommes avec du
sel fin et on les passe et repasse sur les verrues jusqu'à ce
qu'il ne reste plus que la peau que l'on enlève (8). Dans le
Lincolnshire, on frotte les verrues neuf fois avec une
pomme coupée en neuf morceaux, que l'on réunit ensuite
avant de les enfouir (9). Les Landais coupent la pomme en
deux, mais frottent les verrues en faisant neuf croix, puis
ils nouent les morceaux et jettent la pomme ainsi reconstituée sur le toit de la maison (10). Au Bas-Poitou, après avoir

---

(1) **H. Friend.** *Flowers and Flower-Lore.* London, (1883), in-8, II. 368.

(2) **J de la Chesnaye.** *Le vieux Bocage qui s'en va.* Vannes, 1911, p.
136 **X. Rousseau.** *La Normandie ignorée.* Caen, 1912, in-18, p. 21.

(3) **Dr Bourchenin** dans *Rev. des Trad. Pop.* VI. (1891), p. 733.

(4) **G.-Michel Coissac.** *Mon Limousin.* P., 1913, gr. in-8, p. 376.

(5) **A. Abord.** *La médecine populaire et les pratiques superstitieuses
du Morvan.* P., 1910, p. 31.

(6) **P. Sébillot** dans *Rev. des Trad. Pop.* XVIII (1903), p. 27. |

(7) **Ch.-J. Billson.** *County Folk Lore* I (Leicestershire and Rutland)
London, 1895, in-8, p. 54.

(8) **Dr J.-M.-F. Réguis.** *La matière médicale au XIXe siècle.* P., 1897,
gr. in-8, p. 53.|

(9) **W.-G. Black.** *Folk-Medicine.* London, 1883, in-8, p. 42.

(10) **D[r] P Dubalen.** *Les pratiques médicales dans les Landes.* Lyon,
1907, gr. in-8, p. 31.

fendu la pomme en quatre, on fait le simulacre de cette opération sur les fics, puis on enterre la pomme sans la regarder (1). En Franche-Comté, la personne qui a été frictionnée doit ignorer où l'on cache la moitié de la pomme qui a servi (2). L'adjonction du sel fin ajoute une action d'exorcisme, de même l'usage du nombre neuf, nombre sacré : magique ou religieux. Le simulacre de couper les fics facilite la mise en rapport des verrues et de la pomme semblablement coupée, mais je ne vois pas à quoi sert l'ignorance où l'on tient les opérés en Franche-Comté.

Parfois au lieu d'enterrer la pomme, on la jette sur un fumier où on l'y enfouit. La décomposition est ainsi rendue encore plus rapide et du même coup la destruction de la verrue se trouve accélérée. C'est une pratique courante en Morvan d'enfouir la pomme sous un tas de fumier (3). Dans le Bocage normand, on se contente de la jeter dans la fosse (4).

Les paysans du Baugeois ont singulièrement compliqué l'opération. Il faut couper la pomme de façon que l'une des moitiés reste fixée à l'arbre, on frotte la verrue avec la moitié détachée, puis on réunit ensuite les deux moitiés avec une cheville de bois et la pomme pourrit sur l'arbre (5). C'est presque une transplantation.

A Gosselies (Hainaut), on remplace la pomme par un oignon coupé en deux que l'on enterre en disant cinq Pater et cinq Ave (6).

---

(1) Dᵣ **Tiffaud**. *L'Exercice illégal de la médecine dans le Bas-Poitou.* P., 1899, gr. in-8, p. 42.

(2) Ch. **Beauquier**. *Flore populaire de Franche-Comté.* P., 1900, in-16, p. 90.

(3) A. **Abord**. *La médecine populaire et les pratiques superstitieuses du Morvan.* P., 1910, gd in-8, p. 31.

(4) J. **Lecœur**. *Esquisse du Bocage Normand.* Condé-s.-Noireau, 1883-1887, in-8, II. 107.

(5) C. **Fraysse**. *Folk-Lore du Baugeois.* Baugé, 1906, in-12, p. 114.

(6) E. **Monseur**. *Folk-Lore wallon,* p. 29. Dᵣ A. **Poskin**. *Préjugés populaires relatifs à la médecine.* Bruxelles, 1898, in-12, p. 63.

§ IV. — La médication externe par les sucs végétaux

Le Suc de la grande éclaire (Chelidonium majus). — La causticité de la chélidoine, disent Mérat et de Lens, l'ont fait employer de tous temps par le peuple pour détruire les verrues et les cors (1). L'onction de jus d'éclaire est déjà signalée par Liébaut (2) et Daléchamp (3). Il est certain qu'aujourd'hui encore cette médication est couramment employée. En Bretagne (4), dans la Beauce (5) et le Baugeois (6), le Bourbonnais (7), le Morvan et la Bourgogne (8), on se sert encore de ce caustique. Voici comment l'on opère en Bourgogne : Après avoir brisé la tige dans un point plus particulièrement large ou noueux, d'où le suc sort plus abondamment, on en frotte soigneusement la verrue sans craindre d'appuyer. Dans le Toulonnais, on fait des applications de feuilles fraîches pilées (9). Dans le Vieux Bocage, on perce tout d'abord la verrue avant d'y introduire le jus de la plante (10). On l'a même appliqué jadis sous forme de liniment en y mêlant du vin (11).

---

(1) **Mérat et de Lens**. *Dict. Universel de Matière médicale*. P., 1830, in-8, II, 220.

(2) **J. Liébaut**. *Thrésor universel des pauvres et des riches*. P., 1661, in-12. p. 33.

(3) **J. Dalechamp**. *Hist. Génér. des Plantes*. Lyon, 1615, in-f°, I, 144.

(4) **L.-F. Sauvé** dans *Mélusine*. II. (1885), 550.

(5) **F. Chapiseau**. *Folk-Lore de la Beauce et du Perche*. P., 1902, in-18, I, 196.

(6) **C. Fraysse**. *Le Folk-Lore du Baugeois*. augé. 1906, in-12, p. 115.

(7) **F Pérot**. *Folk-Lore Bourbonnais*. P., 1908, in-18, p. 231.

(8) **Observations personnelles**.

(9) **M. R. Patout**. *Abrégé des Plantes médicinales croissant dans les environs de Toulon*. Toulon, 1861, in-12, p. 27.

(10) **J. de la Chesnaye**. *Le Vieux Bocage qui s'en va*. Vannes, 1911, p. 130.

(11) **Louis Guyon**. *Le Cour de Médecine, cont. le Miroir de Beauté*. Lyon, 1671, in-4, p. 121.

Mais d'où vient l'idée d'employer ainsi la chélidoine ?
Ayant remarqué que le jus de la plante avait une certaine causticité, en a-t-on conclu qu'elle pourrait servir à brûler les verrues. Je ne le pense pas. La chélidoine a pu être d'abord employée comme plante de
transfert en raison de certaines apparences extérieures.
Ce n'est que plus tard que l'on a conclu qu'elle guérissait
en raison de la causticité de son suc. Les Landais semblent se souvenir encore de ces temps lointains. Après
avoir touché la verrue avec la tige juteuse de la chélidoine,
ils placent la tige utilisée dans la crevasse d'une muraille
où elle se desséchera à l'abri de la lumière, persuadés que
sa dessication entraînera l'atrophie de la verrue (1). Mais
l'usage du jus de chélidoine peut aussi avoir une autre
origine sur laquelle nous allons bientôt revenir.

On a frotté les verrues avec les plantes les plus diverses
et les plus variées. Au dire de Pline l'argémone dans du
vinaigre, la racine de batrachion (renoncule), la feuille ou
le suc des deux mercuriales enlèvent parfaitement les verrues ; de même toutes les espèces de tithymales (2).

Mais l'antiquité semble avoir surtout employé le suc ex-
primé de la feuille d'héliotrope (*heliotropum europeum L.*)
avec du sel, car cette utilisation l'avait fait surnommer
verrucaria par les auteurs latins, et Marcellus confirme
les dire de Pline sur ce point (3).

En Ethiopie, on emploie une pommade au beurre et à la

---

(1) **Dr P. Dubalen**. *Les pratiques médicales dans les Landes*. Lyon,
1907, gd in-8, p. 31.

(2) **Pline**. *H. N.* XXVI, 89 ; édit. Littré, II, 221. — **J. Liébaut** conseille
encore « le jus de thitimal ou herbe à laict ». *Thrésor universel des
pauvres et des riches*. P., 1661, in-12, p. 33.

(3) **Pline**. *H. N.* XXII, 29 : édit. Littré, II, 83. — **Marcellus**. *De medicamentis* cap. XIX in fine. Basileæ, 1536, in-f., p. 132-133. — La recette est encore dans **Porta**. *Magiæ Naturalis Lugd. Batavorum*, 1651,
in-12, p. 388.

cendre d'asperges sauvages, survivance d'une utilisation plus directe de la plante (1).

La dent-de-lion, la fleur de souci, le pourpier pilé et vingt autres plantes ont été employées et s'emploient encore en Angleterre (2). Notons seulement la groseille et la fleur de groseiller, la renoncule qui, dans le Devonshire, est appelée fleur aux verrues, le pavot, la rue, la bryone, le pied de corneille, etc., etc. Le Révérend Friend rapporte s'être guéri lui-même étant enfant avec la sève blanchàtre du chardon laité (3).

La sève du pissenlit recommandée par les Evangiles des Quenouilles (4) est encore employée dans le Lincolnshire (5). Les bonnes gens du Bocage frottent les vris avec des fleurs de duret (troêne) de citrouille, de plantain ou de corne de cerf (6). Les paysans du Baugeois emploient également la fleur de citrouille (7). Les Limousins se servent de feuilles de vergne qu'ils cachent ensuite dans le fumier (8) ; les Ardéchois emploient du genêt qu'ils jettent après derrière eux (9). Les Bretons, après avoir fait saigner les verrues, les frottent avec la feuille sèche de blé noir (10). Ils compliquent cette médecine végétale de maintes façons : Dans le Finistère, on se délivre de ses verrues en ramas-

---

(1) **Dr Merab**. *Médecins et Médecine en Ethiopie*. P., 1912, in-8, p. 162.

(2) **Wessley**. *Médecine primitive ou recueil de remèdes choisis et éprouvés*. Lyon, 1772, in-12, p. 261-262.

(3) **H. Friend**. *Flowers and Flower Lore*. London, 1883, in-8, II, 367-368.

(4) *Les Evangiles des Quenouilles*. 2e jour chap. XVII, édit, P. Janet. 1855, in-18, p. 40.

(5) **Mrs Gutch et Mabel Peacock**. *County Folklore*. V (Lincolnshire). London, 1908, p. 113.

(6) **J. de la Chesnaye**. *Le Vieux Bocage qui s'en va*. Vannes, 1911, p. 130.

(7) **C. Fraysse**. *Le Folk-Lore du Baugeois*. Baugé, 1906, in-12, p. 115.

(8) **M.-M. Gorse**. *Au bas-pays de Limousin*. P., 1896, in-8, p. 301.

(9) **H. Waschalde**. *Croyances et superstitions du Vivarais*, p. 21.

(10) **L.-F. Sauvé**. *Verrues dans Melusine*. II. (1885), 550.

sant sur son chemin la première feuille de chou qui se présente ; après s'en être frotté, on a soin de la remettre exactement à la place qu'elle occupait à terre, et l'on s'éloigne
en toute hâte en évitant de regarder en arrière (1). En Basse-
Bretagne, on arrache sur un chemin des morts, c'est-à-dire
sur un sentier de traverse sur lequel un convoi funèbre a
passé, sans être vu de personne, un pied d'euphorbe ré-
veille-matin (*Euphorbia helioscopa*) que l'on vient de dé-
couvrir par hasard, on presse la plante et on laisse tomber
sur chaque verrue une goutte de son suc laiteux (2).

Au temps jadis, la Maison rustique recommandait le jus
de limon (3) ; l'Ecole de Salerne conseillait le suc de poireau et la fleur de saule macérée dans le vinaigre. Certaines
plantes semblent avoir eu quelque vogue. La sève du figuier
extraite de la feuille ou des tiges vertes passait au XVIII°
siècle pour guérir les verrues (4). On l'emploie toujours
dans le Baugeois (5). Une branche de sureau encore verte
au dire du grand Bacon, produisait de bons effets ; mais il
fallait ensuite l'enfouir dans le fumier (6). L'Evangile des
Quenouilles indique également la recette : Quiconque frotte
un porion (verrue) la veille de Sainct Jean de la feuille
d'un sehus (sureau) et puis la boute parfont en terre, à mesure que cette feuille pourrira le porion séchera (7). On
complique encore cette pratique en enfermant dans la

---

(1) **L.-F. Sauvé** dans *Mélusine*. II, col. 549.

(2) **L.-F. Sauvé** dans *Mélusine*. II, 549.

(3) **Ch.-Etienne** et **J. Liébault.** *L'agriculture, et Maison Rustique.*
Lyon, 1583, gd in-8, 1716.

(4) **N. Chomel.** *Dict. économique.* 4e éd. Commercy, 1741. V° Verrue,
II, 335. — **Wesley.** *Médecine primitive ou recueil de remèdes choisis ou
éprouvés.* Lyon, 1771, in-12, p. 261. - **J. B. Thiers.** *Traité des Superstitions.* P., 1712, in-12, I, 375.

(5) **C. Fraysse.** *Le Folk-Lore du Baugeois.* Baugé, 1906, in-12, p. 115.

(6) **Fr. Bacon.** *Sylva Sylvarum.* X^th cent. § 193 Cf : *Œuvres*, éd. La
salle. Dijon, an IX, in 8, IX, 481.

(7) *Les Evangiles des Quenouilles.* 2me journée ch. XVII, éd. P. Janet,
1855, in-18, p. 40.

feuille de sureau que l'on va enterrer trois gouttes du sang de la verrue traitée (1).

Le jus de rave eut aussi son heure de vogue. Voici comment il était employé par le seigneur Alexis (G. Ruscelli) : « Prens un escu d'or, ou un anneau sans pierre ou bien quelque autre pièce d'or, laisse-la bien embrasser au feu, puis en cautérise bien les poreaux ou verrues. Et si tu n'as de l'or, fais-le avec quelque pièce de fer embrasée, ou bien avec un charbon de feu et les laisse un bien peu de temps, les lavant après de lessive forte. Fais ceci jusques à trois fois en un jour, ou bien en plusieurs. Prens après du raifort, de ceux qu'on mange crus qui sont gros, et y fais une fosse aussi grande que tu pourras, laquelle tu empliras de sel commun bien pulvérisé, puis referme le trou de sa pièce, mets ainsi le raifort en une escuelle par l'espace d'une nuict, le lendemain trouveras que l'eau de raifort, c'est-à-dire l'eau de sel avec la vertu du raifort, sera espandue en ladite escuelle, de laquelle tu laveras souvente fois le jour les dits poreaux, et en mettant dessus du coton ou quelque linge mouillé de la dite eau : lors verras qu'en un jour ou deux les poreaux seront cheuts, ou pour le moins aisez à arracher. Ce fait oingts le lieu d'un oignement appelé unguentum aureum, ou lave-les de la mesme eau. Si tu n'as point de gros raiforts, et tu pourras faire l'eau de petits raiforts, taillez par petites pièces argentées dedans une escuelle : puis une rangée de sel, puis une rangée de raiforts & trouveras l'eau sus dite (2) ».

En d'autres recettes, du même seigneur, nous voyons le romarin, le jus d'euphorbe, la sève de la vigne, la joubarbe, la brione, le tapsus barbarus employés seuls ou mêlés à divers ingrédients. « Prens sel nitre, vitriol, romarin, ver-

---

(1) **H. Friend.** *Flowers and Flower-Lore.* London. (1833), in-8, II, 367.

(2) *Les Secrets du Seigneur Alexis Piémontois, reveu et augmenté d'une infinité de rares secrets.* Rouen, 1642, in-12, p. 55-56.

det, de chacun deux onces : alun succarin une once, chaux vive demi once, réduis tout en poudre déliée, puis la mets distiller en alambic de verre. Il faut noter que la première n'est guère bonne, mais de la seconde il les faudra souvent baigner, car ils se dessècheront petit à petit que tu ne t'en donneras garde.

« Encore pourras-tu prendre poudre d'euforbe destrempée en lessive et huile de tartre et l'incorporer ensemble, puis trempe le poreau et l'écaille le plus que tu peux, et mettant dessus cette médecine tu guariras.

« Encore prendras eau de vigne, quand on la coupe et d'icelle en laveras les poreaux, ils s'en iront et te nettoyera la peau des tasches noires (1) ».

« Ayes grande joubarbe et lui oste pellicule subtile de dessus, et l'applique de sorte sur les cloux, entre les doigts qu'elle y demeure, ce feras par 8 ou 10 fois le matin et le soir, et incontinent s'en iront ; mais s'ils estoient vieils et endurcis, mets-les tremper et les coupe le plus que tu pourras, et mets dessus des linges trempez en jus de la dite herbe avec un petit d'alun de roche bruste incorporé ensemble, qu'ils demeurent toujours frais, en dix ou douze jours ils s'en seront allez que tu ne le sentiras plus.

« Il se peut contrefaire autre sorte : Prens les sarmens de brionia et les brûsle en cendres bien déliées, puis prens fueilles d'icelle brionia, fueilles de tapsus barbarus, et de ses fleurs, pile-les et en tire le jus, puis mets des cendres de brionia dedans jusques à ce que tout soit réduit en forme d'unguent, duquel en oindras souvent les poreaux et s'en iront sans jamais retourner.

« Si tu prens fleurs de tapsus barbarus, et les fais distiller à l'alambic de verre, et en lave souvent les verruës, puis prends encore des dites fleurs, et les broye entre deux

____

(1) *Les Secrets du Seigneur Alexis Piémontois.* A Rouen, 1642, in-12, p. 324.

pierres, et les lie dessus avec quelque linge continuant par plusieurs fois ils s'en iront, c'est chose esprouvée (1) ».

Cette rapide et très incomplète revision nous fait pressentir que la plupart des sucs végétaux furent employés tout d'abord, non pas en raison de leurs propriétés intrinsèques; mais en vertu d'un principe de magie connu sous le nom de principe des signatures. Les jus blanchâtres et laiteux sont présumés devoir blanchir et nettoyer la peau que l'on en frotte. Cette qualité fut ensuite étendue à toutes sortes de sèves et c'est ainsi que la sève jaunâtre de la grande éclaire, ou les sèves incolores de certains arbres furent utilisées à frotter les verrues. On a même employé l'eau recueillie sur le chardon à foulon et sur le peuplier noir (2).

§ V. — La transplantation
par insertion, piqûre et ligature.

La transplantation proprement dite est beaucoup moins employée que l'insémina'ion. On y emploie parfois les cheveux. Voici une recette du Limousin : « Couper une mèche de cheveux à la personne, et le jour de l'Ascension introduire cette mèche dans une fente pratiquée dans un églantier. Quand la branche sèchera la verrue tombera (3) ».

La transplantation par piqûre se rencontre en Angleterre. « Je me souviens, dit Billson, avoir vu dans le Leicestershire le charme suivant employé pour faire disparaître un certain nombre de verrues sur mon frère qui avait environ cinq ans. Au mois d'avril ou de mai il fut conduit vers un *frêne* par une dame qui portait aussi un

papier avec des épingles neuves ; une de ces épingles fut
d'abord enfoncée dans l'écorce, puis passée dans la verrue
jusqu'à ce qu'elle fît mal ; elle fut alors retirée et enfoncée
dans l'arbre. Chaque verrue fut traitée de la même manière,
chacune avec une épingle différente. Les verrues disparurent certainement en six semaines environ. Je revis l'arbre
un an ou deux après, alors qu'il était entièrement couvert
d'épingles très serrées dont chacune indiquait une verrue
guérie (1) ». En certains pays, on accompagne la piqûre
par ce charme bien connu :

> « Ashen tree, Ashen tree
> Pray buy these warts of me »
> « Frêne, Frêne,
> Je t'en prie achète-moi ces verrues (2) ».

En France, on rencontre surtout la transplantation par
ligature du genêt. « Nous connaissons un individu, écrit
Souché, qui après avoir touché les fics, lie grossièrement
une branche d'osier. Quand le nœud s'est défait de lui-
même, les verrues disparaissent (3) ». Il n'y a pas un paysan poitevin, écrit M. Albert, qui ne croie à l'efficacité du
remède que voici, contre les verrues : se mettre à genoux
devant une tige de genêt fleuri et réciter cinq *Pater* et cinq
Ave, tout en tordant vigoureusement la branche, comme si
on voulait en faire un lien. Rentrer chez soi et se coucher ;
le lendemain on cherchera ses verrues et on ne les trouvera
plus (4) ». Dans le Baugeois, l'opération se complique d'astrologie et d'incantaïions. Outre les cinq *Pater* et les cinq
Ave, il faut frotter les verrues avec le genêt sur pied, le

---

(1) **Charles-James Billson.** *County Folklore* T. I (Leicestershire and
Rutland). London, 1895, p. 53.

(2) **H. Friend.** *Flowers and Flower-Lore.* London, 1883, II, 368.

(3) **Souché**. *Croyances, Présages et Superstitions.* Niort, 1880, in-8
p. 19. — Dr **Tiffaud.** *L'Exercice illégal de la Médecine dans le Bas-Poitou.* P., 1899, gd in-8, p. 42.

(4) **M. Albert.** *Les Médecins grecs à Rome.* P., 1894, in-12, p. 21, note 1.

deuxième ou le troisième jour de la nouvelle lune, en ayant grand soin de fixer l'astre durant l'opération. La chose faite, on tord le genêt qui a servi, mais on le laisse sur pied (1). La recette est déjà rapportée par le curé de Vibraie, J.-B. Thiers. On recommandait alors de lier légèrement le plus bas possible, presque à ras de terre (2).

Dans ces différents cas, c'est le dénouement du genêt qui détermine le détachement de la verrue. C'est une transplantation par dénouement de ligature. En d'autres pays, dans la Creuse (3) ou le Mentonnais (4), on casse à moitié le morceau de genêt ou bien l'on fait des nœuds indéfaisables avec les jeunes feuilles. Les parties ainsi traitées meurent et leur mort entraîne la mort de la verrue.

---

(1) **C. Fraysse.** *Le Folklore dans le Baugeois.* Baugé, 1906,] ¡In-12, p. 115.

(2) **J.-B. Thiers.** *Traité des Superstitions.* P., 1712, in-12, I, 375.

(3) *Rev. des Trad. popul.* IX, (1894), p. 579.

(4) **J.-B. Andrews** dans *Rev. des Trad. popul.* IX, (1894), p. 261.

CHAPITRE II

§ I. — Le transfert par les limaces

La limace passe pour excellente contre les verrues. Au pays du Limousin, on conseille une simple friction avec l'animal au naturel (1). Ce n'est pas très ragoûtant, mais les poireaux sont choses laides et parfois bien répugnantes.

Les Morvandeaux pensent qu'il vaut mieux y joindre du sel (2). Un guérisseur du Castrais ordonna à son client de choisir une grosse limace noire ; de prendre autant de grains de sel de cuisine qu'il avait de verrues, et de se frotter les mains avec la limace écrasée et le sel. Cela fait, envelopper dans un papier limace et sel, sans en laisser un seul grain, et aller jeter le tout dans un endroit où se trouverait de la menthe sauvage. Dire aussitôt, en s'essuyant, aux feuilles de cette plante « Menthe, menthe, mon mal je te passe et te donne ! Garde mes verrues ! » (3). C'est là un transfert animal doublé d'une transplantation.

---

(1) G.-Michel Coissac. *Mon Limousin.* P., 1913, gd in-8, p. 376.

(2) Observation personnelle.

(3) Dr J. Gallus. *Sorciers et guérisseurs* dans *Revue du Monde Invisible.* III, (1900), 146.

Le plus ordinairement, on se préoccupe surtout d'obtenir
une rapide dissécation de l'animal, l'assèchement des verrues devant suivre infailliblement. Dans le nord du Lincolnshire, après avoir frotté six fois les verrues avec un
limaçon, on enterre le mollusque (1). Même chose dans
le Loiret (2).

« En Gascogne, on compte avec soin, et cela d'une manière déterminée et toujours la même, les papillomes
dont est porteur le sujet, puis on enterre des limaces rouges
(limax rufus) *lochos* en gascon, en nombre égal aux verrues,
et le sujet est guéri.

« Certains guérisseurs prétendent accomplir des rites
secrets et qu'ils ne divulguent pas, avant d'enterrer les
limaces. Mais le fond, l'essentiel de la pratique, est la numération suivie de l'enterrement des limaces.

« Quelque bizarre que puisse paraître cette médication,
il n'en est pas moins vrai qu'elle compte de magnifiques
succès à son actif ! Et nous avons une observation absolument authentique de guérison de verrues par cet étrange
procédé.

« Voici le cas : il s'agit d'une domestique que notre
famille eut de longues années à son service. Cette personne
avait les mains littéralement criblées de verrues. Il n'était
pas une région, si minime fût-elle, de la face dorsale des
deux mains qui n'en fut recouverte. Cet état était d'ailleurs
venu lentement et progressivement, par un véritable semis
sur place. Or, un jour étant alors en Entre-deux-mers, elle
entendit parler d'un brave jardinier qui guérissait les verrues par la méthode sus-énoncée. Elle y fut. Peu après,
elle était définitivement débarrassée de ses incommodes

---

(1) **Mrs Gutch and Mabel Peacock.** *County Folklore*, V (Lincolnshire),
London, 1908, p. 113.

(2) **E. Rolland.** *Faune Populaire*. III, 213.

et prolifiques végétations. Seule une teinte blanc nacré de la peau indiquait leur souvenir.

« Il n'y a pas lieu de croire, dans ce cas, à la supercherie et à l'application d'un acide quelconque. L'homme comptait les papillomes, mais ne les touchait pas.

« Plus de dix ans après la visite au guérisseur, le sujet de cette observation ne présentait aucune récidive (1) ».

En d'autres régions, on hâte la dissécation de la limace en la suspendant à un fil, comme dans le Bocage Vendéen, ou en la fixant sur quelque épine ou quelque tige robuste (2). Dans le Baugeois et à Lorient on la pique sur une épine noire et le mal guérit à mesure qu'elle sèche (3). En Basse-Bretagne, on roule, sans l'écraser, une grosse limace sur ses verrues, et on l'embroche ensuite pour la traverser de part en part, d'une tige de céréale, aussi haute que possible, restée sur pied après la récolte ; aussi vite la limace dessèche, aussi vite les verrues tombent (4). Au Lincolnshire, on pique la bête sur une épine de prunellier (5). Dans le Northumberland (6) et le Yorkshire (7), le pal épineux peut appartenir à n'importe quelle espèce. Dans le Suffolk, (8), Leicester-

---

(1) Dʳ **Etienne Levrat**. *La médecine populaire gasconne* dans *Revue des Pyrénées*. XXIII, (1911), pp. 274-275.

(2) Dʳ **Boismoreau**. *Coutumes médicales et superstitions popul. du Bocage Vendéen*. P., 1911, in-8, p. 49.

(3) C. **Fraysse**. *Le Folklore du Baugeois*. Baugé, 1906, in-12, p. 114 et E. **Rolland**. *Faune Popul. de la France*. P., 1881, III, 213.

(4) L.-F. **Sauvé** dans *Mélusine*. II, (1885), 550.

(5) **Mrs Gutch** and **Mabel Peacock**. *County Folklore* V (Lincolnshire). London, 1908, p. 113.

(6). M. C. **Balfour**. *County Folk Lore* (Northumberland). London, 1904, in-8, p. 49.

(7). R. **Blakeborough**. *Wit, Character, Folklore... of the North Riding of Yorkshire*. London, 1898, in-8, p. 135.

(8) **Eva C. Gurdon**. *County Folk-Lore*. I, (Suffolk). Ipswich, 1893, p. 19.

shire (1) et Gloucestershire (2), l'on remplace la limace par un escargot. Mais les gens du Suffolk spécifient qu'il faut empaler l'animal sur un groseiller et l'enterrer avec l'arme dans la plaie.

La barbarie de ces vilaines pratiques aurait bien dû les empêcher, sinon de naître, tout au moins de se perpétuer. L'homme est un enfant cruel. Une limace est-ce que ça souffre ? Et puis s'il doit guérir d'une incommodité, qu'importe le supplice de cette vilaine bête ! Cependant, la limace souffre et meurt ! Puissent ces lignes contribuer à éteindre cet abominable usage. Il y a tant d'autres moyens de faire passer les verrues.

§ II. — Le transfert par les reptiles et les poissons.

Les animaux d'aspect verruqueux ou écailleux ont été considérés comme particulièrement propres au transfert des verrues. Le semblable attire le semblable, c'est un axiome en magie. Aux Etats-Unis, les enfants recourent à l'infortuné crapaud. Ils frottent leurs verrues avec cet animal et l'empalent sur un bâton pointu (3). Aetius vantait la dépouille de serpent broyée avec de la chair de figues sans les grains. Jean Liébaut recommande encore des applications de tête de lézard coupée menu (4).

Pour les poissons, Pline recommandait les smarides broyées et les têtes de mène broyées et réduites en cendres (5).

---

(1) **Ch.-J. Billson.** *County Folk-Lore.* II. (Leicestershire). London, 1895, p. 53.

(2) **Edw.-Sidney Hartland.** *County Folk-Lore.* I (Gloucestershire), Gloucester, 1892, p. 51.

(3) **W.-G. Black.** *Folk-Medicine.* London, 1883, in-8, p. 42, d'après **Wirt Sikes.** *British Goblins*, p. 352.

(4) **J. Liébaut.** *Thrésor universel..* ou *Recueil de Remèdes faciles.* P., 1661, in-12, p 33.

(5) *H.-N.* XXXII, 45ᵉ éd. Littré, II, 391.

En Prusse, si on applique par trois fois sur des verrues
une tête de brochet fraîchement tranchée et encore saignante, et si on l'enfouit ensuite sous la gouttière, les verrues disparaissent aussitôt que la tête du brochet se pu-
tréfie (1). C'est en vertu d'une ressemblance analogue que
l'on recommandait également jadis de la peau de patte de
poule (2).

Parmi les organes des animaux, le cœur et le foie ont
toujours été considérés comme jouissant de vertus thérapeutiques. Paul Eginète recommandait de frotter les verrues avec du foie de bouc ; Pline conseillait des topiques
de foie de glanis (3). Au dire de Chomel, touchées du cœur
de pigeon, les verrues se perdent (4).

La poudre de cantharides a eu son heure de célébrité ;
son pouvoir irritant est d'ailleurs bien connu. J. Liébaut
la recommandait mêlée à du vinaigre et du levain (5) ; le
Seigneur Alexis préférait la mélanger de résine et de poix (6).
De tels emplâtres devaient avoir, en effet, une action corrosive.

§ III. — Le transfert par le lard et la viande.

Transfert par le gras de lard. — Mais on recommande
surtout le lard et la viande. Bacon témoigne catégorique-

---

(1) **H.-L. Strack.** *Le sang et la fausse accusation de meurtre rituel.*
Paris, s. d., in-12, p. 62.

(2) **N Chomel.** *Dict. Œconomique.* 4ᵉ éd. Commercy, 1741, Vᵉ *verrue*,
II, 335.

(3) **Pline.** *H.-N.* XXXII, 45ᵉ éd. Littré, II, 391.

(4) **N. Chomel.** *Dict. Œconomique.* 4ᵉ éd. Commercy, 1741, in-f., Vᵉ *ver-*
rue, II, 335. — La recette est également dans **J.-B. Thiers.** *Traité des*
Superstitions. P. 1712, in-12, I, 375.

(5) **J. Liébaut.** *Thrésor universel des pauvres et des riches.* P., 1661,
in-12, p. 33.

(6) *Les Secrets du Seigneur Alexis Piémontois.* A Rouen, 1642, in-12,
p. 324.

ment de la valeur curative du premier : « C'est une expérience assez triviale que celle d'enlever les verrues en les frottant avec quelque substance qu'on laisse ensuite se putréfier, ou en général, se décomposer. Et je suis d'autant moins éloigné d'ajouter foi aux faits de ce genre, que je ne puis démentir ma propre expérience. Dès ma plus tendre enfance ; j'ai eu une verrue à un doigt, puis vers l'âge de quinze à seize ans, et durant mon séjour à Paris, il en parut un grand nombre sur mes deux mains ; ce qui allait au moins à cent, et cela dans l'espace d'un mois. L'ambassadrice d'Angleterre, femme qui n'était nullement superstitieuse, me dit un jour qu'elle voulait me débarrasser de toutes mes verrues. Elle se fit donc apporter un petit morceau de lard, où elle laissa la couenne, et avec le gras, elle frotta toutes ces verrues, surtout celle que j'avais depuis mon enfance ; puis, ayant suspendu ce morceau de lard à un clou, en dehors d'une fenêtre de son appartement, et au midi, elle le laissa dans cet endroit, où étant ainsi exposé aux rayons solaires, il se putréfia assez promptement. Le résultat de cette expérience fut que, dans l'espace de cinq semaines, toutes mes verrues disparurent, même celle qui datait presque d'aussi loin que moi. La disparition de toutes les autres n'était pas ce qui m'étonnait ; car, s'étant formées en si peu de temps, elles pouvaient bien disparaître tout aussi vite ; mais la disparition de celle qui avait duré tant d'années fut ce qui, alors, me frappa et m'étonne encore aujourd'hui (1) ».

Cette pratique s'est conservée jusqu'à nous. Dans la province de Liège, après la friction, on enterre la couenne de lard sous une gouttière, puis on rentre chez soi en récitant 3 *Pater et* 3 *Ave* (2). Dans le Lincolnshire, il faut jeter le

---

(1) **Fr. Bacon.** *Sylva Sylvarum* (1621), X^e cend § 993 dans *Œuvres*, édit. Lasalle. Dijon, an 9, in-8, IX, 480-481.

(2) **E. Monseur.** *Folklore wallon,* p. 29 et Dr **A. Poskin.** *Préjugés popul. relatifs à la médecine.* Bruxelles, 1898, in-12, p. 62.

lard par dessus son épaule droite dans le premier carrefour qu'on rencontre (1). Les habitants de l'Aube renouvellent les frictions pendant neuf jours, puis ils jettent le lard dans la fosse d'aisances (2) ; les Landais l'enfouissent sous un fumier (3) ; les Vaudois sous une pierre (4). Dans le Leicestershire, la couenne dont on se sert doit avoir été volée, puis être clouée ensuite à un mur (5). En Basse-Bretagne, il faut voler le lard dans la cheminée du voisin sans se laisser surprendre, puis la friction faite, l'enfouir dans un tas de fumier (6). Dans les Hautes-Vosges, le lard doit être cuit et enterré et, chose plus curieuse, provenir d'un porc mâle s'il s'agit de guérir un homme et d'une truie s'il s'agit de guérir une femme (7).

Transfert par la viande. — « Coupez un morceau de bœuf en deux, appliquez les deux morceaux sur les verrues, liez-les ensemble et les jetez ensuite. A mesure qu'ils pourriront, les verrues diminueront ». Cette recette a été recueillie par l'abbé Thiers au XVII° siècle (8). Elle est encore en usage dans le Poitou (9). Dans les Alpes Vaudoises, on utilise le veau et l'on doit frotter jusqu'à amener le sang,

---

(1) **Mrs Gutch** and **Mabel Peacock**. *County Folklore*, V (Lincolnshire). London, 1908, p. 113.

(2) *Rev. des Trad. popul.* VII, (1892), p. 90.

(3) **Dʳ P. Duballen**. *Les Pratiques médicales dans les Landes*. Lyon, 1907, gd in-8, p. 31.

(4) **A. Cérésole**. *Légendes des Alpes Vaudoises*. Lausanne, 1885, in-4, p. 340.

(5) **Ch.-J. Billson**. *County Folk-Lore* I (Leicestershire and Rutland). London, 1895, p. 53.

(6) *Revue Celtique*. III, p. 507.

(7) **L.-F. Sauvé**. *Le Folk-Lore des Hautes-Vosges*. P., 1889, in-18, p. 245.

(8) **J.-B. Thiers**. *Traité des Superstitions*. P., 1712, in-12, I, 375.

(9) **Dʳ Tiffaud**. *L'exercice illégal de la médecine dans le Bas-Poitou*. P., 1899, gd in-8, p. 42.

après quoi l'on enterre le morceau (1). A Marseille, on fait un paquet dans lequel on met la viande et une pomme reinette, et l'on jette le paquet sans être vu (2).

Cette pratique se complète d'un curieux élément en Angleterre ; le morceau de viande de bœuf ou autre doit avoir été volé (3). Tel est le cas dans le Suffolk (4) et le Northumberland (5). Il semble même qu'il importe avant tout que le morceau de viande ait été volé. Dans le Lincolnshire, les uns demandent la friction, les autres disent seulement de voler un morceau de viande et de l'enterrer sans même en toucher les verrues (6).

Il arrive en d'autres pays que ce remède se complique d'astrologie. « Un jeune homme âgé de seize ans, fils d'un officier supérieur, avait un grand nombre de verrues au front et aux mains. Son médecin les lui traita par le couteau, les ciseaux, les caustiques. Comme toutes ces interventions n'amenaient aucun résultat, le jeune homme cessa d'aller voir son médecin. Celui-ci, quatre semaines après ayant rencontré son malade et ayant constaté la disparition des verrues, se félicita de les avoir traitées avec succès. Il fut bien déconcerté quand le jeune homme lui raconta ceci : — Découragé de voir toutes vos tentatives rester si infructueuses, j'ai eu recours à un traitement empirique. Pendant la pleine lune, à minuit précis, j'ai touché chaque

---

(1) **A. Ceresole**. *Légendes des Alpes Vaudoises*. Lausanne, 1885, in-4, p. 340.

(2) **De Régis de la Colombière**. *Les cris populaires de Marseille* Marseille, 1868, in-8, p. 271-272.

(3) **J. Brand**. *Observations on popular antiquities*. London, 1900, in-8, p. 731.

(4) **Eva-Cam Gurdon**. *County Folk-Lore* I. (Suffolk). Ipswich, 1893, p. 19.

(5) **M C. Balfour**. *County Folk-Lore* (Northumberland). London, 1904, p. 49.

(6) **Mrs Gutch and Mabel Peacock**. *County Folk-Lore*. V (Lincolnshire) London, 1908, p. 113.

verrue avec un morceau de viande que j'ai placé ensuite sous la gouttière de la maison, je me suis couché et je n'ai quitté mon lit que lorsque la viande fût putréfiée. A ce moment-là, ainsi qu'on me l'avait prédit, toutes les verrues avaient disparu (1) ».

Il faut noter l'étroite parenté de cette recette avec celle du gras de lard ; dans certains cas, on recommande de choisir un morceau de viande gras, et Jean Liébaut conseille le suif de veau avec du sel (2). La graisse comme le sang passait chez les primitifs pour avoir une action thérapeutique marquée parce qu'elle contenait de la vie. Mais nous aurons à revenir sur ce point.

Les gens du XVIII⁰ siècle ne croyaient pas tous que la viande guérissait les verrues par influx d'une sorte de dynamisme vital ; mais ils obtenaient des guérisons et nous en trouvons dans Chomel une attestation, nouvelle accompagnée d'une explication qui pourrait bien contenir une part de vérité.

« Prenez un morceau de bœuf cru, et le soir en vous cou-chant, frottez-en vos verrues aussi longtemps que vous pourrez, en un mot, jusqu'à force de frotter, le morceau de bœuf soit devenu chaud. Faites la même chose trois ou quatre fois de suite, observant toujours de ne vous laver les mains que le lendemain en vous levant. Au bout de quelques jours, vous verrez vos verrues se détacher de la peau et tomber par grains.

« Ce remède paraît d'abord aussi ridicule que beaucoup d'autres qu'on ordonne pour de pareils maux ; mais si on y fait un peu d'attention, l'on comprendra sans peine la cause physique de l'effet qu'il produit. La verrue est composée de grains. En la frottant violemment on ébranle ces

---

(1) **D^r Ch. Hœberlln** dans *Rev. de l'Hypnotisme.* XVII (1903-1904), p. 85-86.

(2) **J. Liébaut.** *Thrésor universel des pauvres et des riches.* Paris, 1661, in-12, p. 33.

grains, on les sépare tant soit peu l'un de l'autre ; le suc
de la viande s'y insinue, pénètre jusqu'à la racine de la
verrue, s'y corrompt, et devenu extrêmement âcre par sa
corruption, ronge la verrue par la racine et la fait tomber.
Ce raisonnement mène à croire que tout autre viande con-
viendrait aussi bien que le bœuf ; mais quoiqu'il en soit,
celui qui communique ce remède au public ne s'est jamais
servi que du bœuf et il ne lui a jamais manqué (1). Cette
page méritait, certes, d'être exhumée.

§ III. — La médication externe par les
sécrétions et excrétions animales.

L'emploi des sécrétions et excrétions animales est très
fréquent dans la médecine primitive. Il se justifie d'ailleurs
par une théorie de l'âme que nous avons déjà exposée à
l'Ecole de Psychologie. Les primitifs distinguent plusieurs
âmes, dont une âme aérienne et chaude que décèle la respi-
ration et la chaleur du corps, et une sorte d'âme spectrale
ou fantomale particulièrement liée aux os, aux cheveux et
aux ongles, à toutes les parties solides du corps. La présence de l'âme aérienne est particulièrement reconnaissa-
ble dans tous les liquides corporels à la fois tièdes et écu-
meux : salive, sang, lait, urine. Toutes ces sécrétions jouis-
sent donc d'un pouvoir vivifiant que magiciens et sorciers
ne manquèrent pas d'utiliser.

La salive est encore utilisée à la guérison des verrues
dans la Beauce. Il suffit de les faire saigner et de les imbi-
ber du précieux liquide le matin à jeun (2). Le Dr Roussel
a connu un jeune prêtre, libéral et distingué, M. l'abbé C.,

---

(1) **N. Chomel**. *Supplément au Dict. Œconomique.* 4ᵉ éd. **Commercy,**
1741, in-fol. II, 417.

(2) **F. Chapiseau.** *Folk-Lore de la Beauce et du Perche.* P., 1902.
in-18, 1, 196.

qui s'est guéri de ve ·rues nombreuses qu'il portait aux mains, en les mouillant pendant quelques jours avec sa propre salive prise à jeun (1).

On utilise parfois la bave ou la morsure de certains animaux. La bave de grenouille est, paraît-il, fort efficace dans le nord du Yorkshire (2). En Lorraine, on les fait mordre par une araignée (3) ; dans le Bocage Normand, par la grosse sauterelle verte appelée chevrette (4).

Le lait de femme a certainement été employé jadis, nous en avons la preuve dans une recette du Seigneur Alexis. « Prens verre pilé et lave la partie plus fine duquel incorporeras avec *laict de femme* et un petit de levain et en feras comme emplastre ; mais premièrement tu râcleras et scarifieras le poreau à l'entour puis le soir appliqueras dessus le dit emplastre, le continuant, et ils tomberont. C'est chose approuvée de plusieurs personnes (5) ».

Le sang n'est pas moins actif que la salive ; n'est-il point d'ailleurs le siège de la vie et de toutes ses vertus ? Toutefois, il n'y faut pas un sang quelconque, il doit être qualifié par certaines particularités. Dans le grand duché d'Oldenbourg, ce doit être le sang des verrues d'autrui, le sang de ses propres verrues en ferait naître d'autres (6). En Sty-

---

(1) **Dr Roussel**. *Verrues et Suggestion* dans *La Loire Médicale*. XVI (1897), p. 242.

(2) **R. Blakeborough**. *Wit, Character, Folk-Lore ...of the North Riding of Yorkshire*. London, 1898, in-8, p. 135.

(3) **M. Richard**. *Trad. popul., croyances... de l'anc. Lorraine*. Remiremont, 1848, p. in-8, p. 268.

(4) **J. Lecœur**. *Esquisse du Bocage Normand*. I, 271.

(5) *Les Secrets du Seigneur Alexis Piémontois*. Rouen, 1642, in-f p. 324.

(6) **Straekerjan**. *Aberglaube und Sagen aus dem Herzogthum Oldenburg*. Oldenburg. 1867, I, p. 83.

rie (1), dans le Baugeois (2), dans le Morvan (3), le sang menstruel a une réputation qui ne laisse rien à désirer. Bien mieux, une femme de Lausanne a guéri un nombre considérable de verrues en les touchant avec la chemise d'une femme qui venait d'avoir ses règles (4).

Marcellus recommandait le sang de souris ou même l'application d'une demi-souris coupée en deux (5). L'Ecole de Salerne préfère le sang de rat. On utilise le sang de lézard dans les Hautes-Vosges (6). Le sang d'anguille a une réputation bien plus répandue, Chomel le recommande d'après Porta (7) ; il est encore employé dans le Northumberland (8). Dans les Landes, on l'associe à un véritable transfert, voici d'ailleurs la recette : « Prendre une anguille vivante, lui couper la tête et frotter les verrues avec le sang qui s'écoulera de la plaie. Cela fait, enterrer la tête du poisson, et quand celle-ci sera putréfiée, les verrues auront disparu (9) ».

L'urine, la fiente ont leurs adeptes. Marcellus recommandait la cendre de crotte de chien brûlée ou encore un emplâtre d'argile à l'urine de chien, ou si on préfère, un emplâtre de fiente de brebis (10). Le Seigneur Alexis se

---

(1) **V. Fossel.** *Volksmedicin und medicinischer Aberglaube in Steiermark.* 2 éd. Graz, 1888, p. 140.

(2) **C. Fraysse.** *Le Folklore du Baugeois.* Baugé, 1906, in-12, p. 115.

(3) Observations personnelles.

(4) *Revue de l'Hypnotisme.* XVII, (1903), p. 90.

(5) **Marcelli.** *De Medicamentis.* Cap. XIX, in 'fine. Basileæ, 1536, in-f., p. 132.

(6) **L.-F. Sauvé.** *Le Folk-Lore des Hautes-Vosges.* P., 1889, in-18, p. 246.

(7) **N. Chomel.** *Dict. Œconomique,* 4e éd. Commercy, 1741, in-f., II, 335.

(8) **M.-C. Balfour.** *County Folk-Lore* (Northumberland). London, 1904, in-8, p. 49.

(9) **Dr P. Dubalen.** *Les pratiques médicales dans les Landes.* Lyon, 1907, gd in-8, p. 32.

(10) **Marcelli.** *De Medicamentis.* Cap. XIX in fine. Basileae, 1536, in-f., 132-133.

contentait de mêler une terre quelconque à l'urine de chien (1). L'Ecole de Salerne l'employait au naturel ; mais elle recommandait particulièrement la crotte de chevreau délayée dans du vinaigre (2). Les habitants des Hautes-Vosges ont conservé de l'estime pour la fiente de brebis (3) Liébaut la recommandait vinaigrée (4).

Pline, représentant d'une autre tradition, tenait pour les excréments de veau confits dans le vinaigre et pour la boue produite par l'urine d'âne (5). D'autre part, il semble apprécier le fiel du scorpion marin roux (6).

L'âme fantomale des primitifs, liée aux parties solides, donne aux os et aux cheveux des vertus qui ne sont guère différentes de celles des sécrétions. Les Normands guérissent les verrues en les frottant avec des cheveux trouvés, à mesure que ces objets pourrissent, les verrues s'effacent (7). La guérison doit parfois se faire attendre. Les Belges râpent les parties malades « avou n'ohait d'mort » (8). Dans le Baugeois (9), le Limousin (10), la Creuse (11), après avoir frotté la verrue avec un os, il faut le replacer dans le même endroit et la même position.

« J'ai vu chez mon frère, raconte M. Auricoste de Lazar-

---

(1) *Les Secrets du Seigneur Alexis Piémontois.* Rouen, 1642, in-12, p. 324-325.

(2) Ecole de Salerne.

(3) **L.-F. Sauvé.** *Le Folk-Lore des Hautes-Vosges.* P., 1889, in-18, p. 246.

(4) **Jean Liébaut.** *Thrésor universel des pauvres,* etc. P., 1661, in-12, p. 33.

(5) **Pline.** *H. N.* XXVIII. 62, éd. Littré, II, 287.

(6) **Pline.** *H. N.* XXXII, 45, éd. Littré, II. 391.

(7) **L. du Bois.** *Recherches arch...* *sur la Normandie.* P., 1843, in-8, p. 349.

(8) **Dr A. Poskin.** *Préjugés relatifs à la médecine.* Bruxelles, 1898. in-12, p. 63.

(9) *Le Folk-Lore du Baugeois.* Baugé, 1906, in-12, p. 115.

(10) **M.-M. Gorse.** *Au bas pays de Limousin.* P., 1796, in-8, p. 301.

(11) **E. Auricoste de Lazarque** dans *Rev. des Trad. popul.* IX, (1894), 579-580.

que, un domestique dont les deux mains étaient couvertes de verrues. Sur la demande de son maître, il consentit à les faire disparaître, voici son moyen : Il sortit avec mon frère et trouva un petit os qu'il ramassa avec précaution ; il s'en frotta les deux mains et remit l'os à sa place exactement comme il l'avait pris. Le premier animal qui trouva l'os le mangea et hérita des verrues ; trois jours après le domestique n'en avait pas une. Ceci je l'ai vu ».

§ V. — Du principe actif de ces médications

Il est bien avéré que ces médications traditionnelles ont réussi dans maintes et maintes circonstances. Cette efficacité peut s'expliquer en partie par un effet purement mécanique, si le frottement a été assez énergique ; mais je crois qu'il est sage de ne pas trop accorder à ce facteur. Certains sucs végétaux ou animaux, surtout après putréfaction peuvent exercer une véritable action corrosive et c'est là, sans aucun doute, une arme déjà plus acérée.

Cependant ces deux éléments thérapeutiques ne sauraient suffire à justifier tous les succès de ces pharmacopées déconcertantes. Nombre d'entre elles se refusent à rentrer dans ces premiers cadres rationnels. L'abbé Thiers rapporte que l'on frottait les verrues de la bourre du collier d'un animal de trait, trouvée fortuitement dans un chemin après quoi on la jetait (1). Et ce qui ferait croire que cette médication a remporté des succès, c'est qu'elle continue à être employée dans le Baugeois(2), la Touraine (3) et la Normandie (4). L'action de cette friction de bourre fût-elle même imprégnée de sueur animale, ne s'explique

---

(1) **J.-B. Thiers**. *Traité des Superstitions*. P., 1712, in-12, I, 375.
(2) **C. Fraysse**. *Le Folk-Lore du Baugeois*. Baugé, 1906, in-12, 115.
(3) **J. Rougé**. *Trad. popul. Région. de Loches*. P., 1907, in-8, p. 15.
(4) **L. du Bois**. *Recherches arch... sur la Normandie*. P.,1843, in-8, p. 349.

guère que par la suggestion. Voilà le grand mot lâché. Et si d'aucuns s'étonnent et croient qu'il s'agit là d'une explication hasardée qu'ils se rassurent, les preuves viendront.

Dans ses « Erreurs populaires », Laurent Joubert rapporte une pratique bien singulière : « Touchez la robe d'un que vous sachiez bien être cocu : en quelque endroit de son habillement que vous le touchiez, sans qu'il s'en avise, vos verrues se perdront (1) ». Vers le même temps, Noël du Fail n'est pas moins explicite, et pour qu'on ne se méprenne sur la qualité de celui qu'il qualifie de cornu et de mouton, il ajoute : c'est celuy à qui l'on biscote sa femme (2). On retrouve d'ailleurs la recette dans Thiers (3). Et si l'on n'en use plus aujourd'hui, cela ne signifie pas qu'elle n'ait été largement répandue. Les chroniqueurs ne nous parlent-ils pas de grands Seigneurs qui se fâchaient, quand, dans les galeries de Versailles, ils surprenaient un de leurs amis qui se frottait subrepticement les mains à leur manteau ?

Je ne sais dans quelle mesure cette médication qui irritait si fort l'agent thérapeutique réussissait à guérir le malade ; mais comment expliquer ses succès en dehors de la suggestion ?

Comment expliquer que les paysans anglais aient obtenu des guérisons en frottant leurs verrues avec leurs bas (4) ou leur alliance de mariage (5). J'espère que l'on voudra bien ne pas trop escompter l'action de la sueur attendu que la recette n'exige pas que les bas ou l'alliance en soient imprégnés. Aussi secs que le manteau d'un cocu ils n'en opèrent pas moins.

---

(1) **Laurent Joubert**. *Des erreurs populaires*. P., 1579, in-12, p. 227.

(2) **Noël du Fail**. *Œuvres facétieuses*. P., Daffis, 1874, in-16, I, 112.

(3) **J.-B. Thiers**. *Traité des Superstitions*. P., 1712, in-12, I, 376.

(4) **Mrs Gutch** and **Mabel Peacock**. *County Folk-Lore* V (Lincolnshire). London, 1908, p. 113.

(5) **Ch.-James Billson**. *County Folk-Lore* I (Leicestershire and Rutland). London, 1895, p. 54.

Il y a la part du hasard, direz-vous, et j'en conviens. J'en conviens d'autant mieux que les verrues disparaissent souvent de façon toute spontanée. Cependant, malgré l'action mécanique des frictions, l'activité corrosive des sucs de certaines substances employées dans le transfert, malgré même la part du hasard, je crois néanmoins qu'il faut attribuer la plus grosse part à la suggestion. La suggestion est ici d'autant plus efficace qu'il s'agit de suggestion armée et que l'opéré admet, de façon explicite ou implicite, que l'objet dont on le touche a une vertu propre, naturelle ou magique.

On connaît d'ailleurs des guérisseurs qui n'emploient que la suggestion pure. En Vendée, certaines personnes ont le don de faire disparaître les verrues sans traitement. M. G... les guérit en demandant seulement l'âge, les nom et prénoms et la date de naissance. Les verrues tombent à la suite de manœuvres occultes, mystérieuses, sans que le possesseur s'en aperçoive. M. G... n'a pas voulu nous confier son mode de traitement, nous assurant que, s'il le divulguait, il perdrait son pouvoir thérapeutique. Les résultats sont assez médiocres, (au moins dans sa famille), ses petits-enfants ont les mains couvertes de verrues (1) ».

____

(1) Dr **Boismoreau**. *Coutumes médicales et Superst. popul. du Bocage Vendéen.* P., 1911, in-8, p. 48.

CHAPITRE III

La suggestion et l'auto-suggestion ont été pratiquées sous leurs formes les plus diverses dès les temps les plus anciens. La plus élémentaire magie médicale emploie constamment la suggestion. L'étude de la guérison des verrues nous contraint à une rapide revision de ces formes populaires.

§ I. — L'Incantation.

L'incantation ou suggestion incantatoire est rarement employée seule. Dans le Yorkshire, les charmeurs de fics prononcent une formule inintelligible en frottant les verrues avec une pierre spéciale (1). Dans le Jura ils ajoutent aux invocations de l'eau salée et des signes de croix. Et, dit le Dr Roussel, j'ai pu voir un jeune homme que le père B..., vieux sorcier jurassien, avait débarrassé de nombreuses verrues du visage et des mains. Toujours dans le Jura, la mère P... guérissait fort bien les verrues à l'aide de formules magiques ; elle réussissait même si bien qu'elle

---

(1) **R. Blakeborough.** *Wit, Character, Folk-Lore of the North Riding of Yorkshire.* London, 1898, p. in-8, p. 135.

amassa des économies qui lui permirent de faire de son fils un médecin (1).

En Normandie, le sorcier incantateur doit être informé du nombre de verrues, de l'âge du patient et du nombre de lettres qui composent son nom. Quelques mots mystérieux font le reste (2). Voici la prière que les toucheurs emploient dans le Poitou : Les fics et toute espèce de *fics*, je vous touche tous à la fois par le Saint-Esprit. Au nom du Père... Va-t'en au soleil ou à la lune que je ne te vois plus. Après quoi il faut répéter trois fois le Notre Père... et le Crois en Dieu... (car, disent les guérisseurs, il faut éviter que les prières soient *coubles*, c'est-à-dire prononcées en nombre pair) (3).

Et l'on ne saurait douter que de telles suggestions aient souvent réussi. Ecoutez le professeur Delbœuf : « Un voisin de campagne, qui fréquentait beaucoup ma maison, était affligé depuis plusieurs années d'une verrue grosse comme une petite demi-noix qui avait élu domicile à l'origine du pouce. Que n'avait-il pas fait pour s'en débarrasser ! Mais onguents, incisions, cautérisations, tous les remèdes possibles avaient été impuissants. Au contraire, la verrue grossissait de semaine en semaine. On lui parla d'une vieille femme des environs qui *signait* les verrues. Mais lui, c'était un mécréant fieffé ! Il finit cependant par y aller. La sorcière exécute quelques simagrées, demande de l'argent pour faire une neuvaine je ne sais où. Mon homme revient toujours incrédule, mais content de l'idée qu'on ne l'ennuierait plus avec la vieille. Le neuvième jour, la verrue

---

(1) **Dr Roussel.** *Verrues et Suggestion dans La Loire Médicale.* XVI (1897), p. 242.

(2) **L. du Bois.** *Recherches arch. sur la Normandie.* P., 1843, in-8, p. 349.

(3) **B. Souché.** *Croyances, superstitions, etc.* Niort, 1880, p. 19. — **D. Tiffaud.** *L'exercice illégal de la médecine dans le Bas-Poitou.* P., 1899, gd in-8, p. 42-43.

tombait ». M. Delbœuf a entendu raconter aussi à Louvain une histoire analogue de loupe à l'œil, récalcitrante à l'art des médecins, mais tombant toute seule après une invocation au bienheureux Berckman (1).

L'auto-incantation est fort souvent employée et revêt ordinairement une forme imprécatoire. En Ecosse, le verruqueux se rend à un carrefour, y ramasse une pierre, frotte ses fics avec la poussière prise à ce caillou en répétant les mots :

> A'm ane, the wart's twa.
> The first ane it comes by.
> Tacks the wart awa'

et les verrues s'évanouissent aussitôt (2). En Belgique, on frotte les poireaux avec un clou, puis on le jette en arrière en disant :

> Volà po l'ei qui l'ramass'ret (3)

En Sicile, l'affligé cherche deux personnes qui vont à cheval ou à mulet sur la même bête, l'une en selle, l'autre en croupe, et dès qu'il les voit psalmodie les paroles suivantes :

> A wuaki chi siti supra stu mulu
> Pigghiativi stu purettu, et ficcativillu' n c...
> Vous qui êtes sur ce mulet
> Prenez ces verrues et fichez-les vous au c...

Après quoi il est recommandé de prendre la fuite afin d'éviter la bastonnade que l'on ne manquerait pas de recevoir de la part des cavaliers (4).

Les cosses de fèves sont universellement employées en

---

(1) **Delbœuf.** *L'hypnotisme devant les chambres législatives belges.* Alcan, cité par **H. de Parville** dans *Journal des Débats*, 30 avril 1896.

(2) **W.-G. Black.** *Folk medicine.* London, 1882, in-8, p. 42. — **Gregor.** *Folk-Lore of the North-East of Scotland*, p. 48.

(3) **Dr A. Poskin.** *Préjugés relatifs à la médecine.* Bruxelles, 1898, in-12, p. 63.

(4) **G. Pitré.** *Medicina popolare Siciliana.* In-12, p. 253.

Angleterre pour guérir les verrues. On frotte ces tumeurs avec la partie douce des cosses, puis on les jette au loin : mais en certains lieux on renforce l'action magique en répétant le charme suivant :

As this Bean-shell rots away
So my warts shall soon decay.
(Aussitôt que ces cosses de fèves pourriront
Aussitôt mes verrues s'en iront) (1).

On peut considérer également comme une sorte d'auto-incantation le fait de vendre ses verrues pour les perdre. C'est une pratique du Lincolnshire. L'autre jour, dit M. Gutch, j'ai entendu une petite fille de ma paroisse qui vendait gravement ses verrues pour un sou et elle alla mieux (2).

§ II. — Les voyeurs et les compteurs de verrues.

Il y a bien plus fort que cela : les verrues ne sont pas seulement détruites par les charmeurs, mais par les voyeurs : « J'ai connu, dit Auguste Barrau, une vieille demoiselle qui faisait disparaître les verrues (fics) simplement en examinant les mains de la personne qui avait le désagrément d'en posséder. Un pâtissier qui en avait les mains pleines, en a été complètement débarrassé *sans application du moindre remède* huit jours après qu'elles eurent été vues par cette femme (3).

La suggestion par incantation numérique. Mais les guérisseurs qui procèdent par pure contemplation sont rares ; le plus souvent ils adjoignent la numération. Vous vous

---

(1) **H. Friend**. *Flowers and Flower-Lore*. London, (1883), in-8, II, 367.

(2) **Mrs Gutch** and **Mabel Peacock**. *County Folk-Lore* V (Lincoln-shire). London, 1908, in-8, p. 113.

(3) **J. de la Chesnaye**. *Le Vieux Bocage qui s'en va*. Vannes, 1911, p. 130.

souvenez que dans la guérison par transfert on compte les petits pois et les cailloux que l'on jette ou que l'on enterre après leur avoir fait toucher les poireaux. Cette numération, comme nous l'avons déjà dit, a pour fin magique de mettre plus exactement en rapport verrues et cailloux ou verrues et pois. Ce système a reçu bien d'autres applications. « Vers 1900, un médecin des hôpitaux de Nîmes reçut un jour dans son cabinet, accompagnant une malade, une espèce de bonhomme à tournure de paysan endimanché. Pendant la consultation, ce dernier ne cessant d'interrompre par des appréciations d'un air entendu, il lui demanda s'il était médecin.

— Oui, c'est-à-dire non, seulement je m'occupe beaucoup de médecine, ainsi je guéris les verrues (1).

— Alors comment faites-vous ?

— Pour ça, c'est un secret (et notre rustaud eut l'air d'hésiter un instant, puis brusquement) tenez, entre nous ça peut bien se dire. Eh bien, vous prenez une corde de pain de sucre toute neuve, entendez-moi bien ; vous comptez les verrues, vous avez bien compris ? puis vous l'enterrez. Lorsque la corde est pourrie les verrues tombent (2) ».

Dans le Baugeois, on prend un morceau de bois et après y avoir fait autant d'entailles que l'on a de verrues, on jette ensuite le morceau de bois dans une haie de façon à ne plus le revoir (3). Le Rév. H. Friend rapporte que dans son jeune âge, les gens du Sussex faisaient autant d'entailles qu'ils avaient de verrues, dans une baguette de sureau ou de coudrier (4).

La numération peut aussi avoir pour fin de mettre cha-

---

(1) Ce guérisseur était de Margueritte dans les Cévennes.

(2) **P. Cantaloube.** *L'Exercice illégal de la médecine et les médicastres des Cévennes.* Montpellier, 1904, gr. in-8, p. 51.

(3) **C. Fraysse.** *Le Folk-Lore du Baugeois.* Baugé, 1906, in-12, p. 116.

(4) **H. Friend.** *Flowers and Flower-Lore.* London (1883), in-8, II, 367.

que verrue en rapport non plus avec le véhicule d'élimination mais avec le guérisseur. Dans le Suffolk, on peut compter ses verrues soi-même, elles diminuent aussitôt pour disparaître bientôt (1). En France, si on peut les faire compter par un autre, surtout s'il est plus jeune, on les perd et il les attrape (2). En revanche, si on les compte soi-même, elles augmentent (3). Compter c'est accroître. Si au contraire on veut les faire diminuer, il faut les décompter.

Dans l'Ile de Guernesey, il y a quelques vieux hommes et quelques vieilles qui, sans prétendre à aucune science surnaturelle, sont supposés néanmoins doués du pouvoir de faire disparaître les verrues simplement en les regardant et en les comptant. Cette opération comporte pourtant un peu de mystère. Ils ne peuvent communiquer leur secret ni recevoir d'argent pour leurs services, mais ils peuvent accepter quelque autre présent que ce soit. (Bien que l'on puisse expliquer une partie du succès de ces vieillards par des hasards heureux) les cas où ils ont enfin réussi après d'inutiles interventions chirurgicales semblent suffisants pour justifier la croyance au don qu'ils possèdent.

L'opération, quelle qu'elle soit, est désignée par le mot « décompter ».

Le procédé par lequel on guérit les loupes ou l'enflure des glandes que l'on appelle *un veuble* dans le dialecte local, est également désigné par le terme « décompter », mais ne requiert aucun mystère (il peut donner une idée du rituel employé pour guérir les verrues), le voici : La personne qui

---

(1) **Evel-Camilla Gurdon**. *Country Folk-Lore* I (Suffolk). Ipswich 1893, p. 19.

(2) **Laurent Joubert**. *Des erreurs populaires*. P., 1579, in-12, p. 228. — **Laisnel de la Salle**. *Croyances et Légendes du Centre de la France*. P. 1875, in-8. p. 298.

(3) **C. Fraysse**. *Le Folk-Lore du Baugeois*. Baugé, 1906, in-12, p 116. — **De Régis de la Colombière**. *Les Cris populaires de Marseille*. Mars 1868, in-8, p. 271.

entreprend la cure doit commencer par faire le signe de la croix sur la partie affectée, et doit répéter alors la formule suivante : « *Saint-Jean avait un veuble qui coulait à neuf pertins. De neuf ils vinrent à huit ; de huit ils vinrent à sept ; de sept ils vinrent à six ; de six ils vinrent à cinq ; de cinq ils vinrent à quatre ; de quatre ils vinrent à trois ; de trois ils vinrent à deux ; de deux ils vinrent à un ; de un ils vinrent à rien ; et ainsi Saint-Jean perdit son veuble* ».

Le second jour, l'opérateur doit commencer à huit ; le jour après à sept et ainsi de suite jusqu'au neuvième jour. Après quoi, si la guérison n'est pas venue, cela doit être attribué soit à quelque négligence dans la façon d'opérer, soit à un manque de foi de l'une ou l'autre partie, car nul ne doit douter de l'efficacité de cette incantation (1) ».

§ III. — **Les toucheurs et la suggestion par « le toucher ».**

Dans le Bocage « les conjureurs de *Vritte* s'y prennent de la façon suivante. Ils frottent la plus grosse avec le pouce jusqu'à ce que le malade se plaigne de la douleur, puis défendent d'y *toucher* jusqu'à la guérison qui est, en effet, souvent prochaine (2) ».

Cette opération s'accompagne fréquemment d'ailleurs d'oraison et de signature et parfois de circonstances singulières. « Nous connaissons particulièrement une personne, dit le Dr Tiffaut, dont les mains étaient envahies par ces excroissances. Cautérisations, excisions, tout, en un mot, avait été employé sans succès. Elle finit par aller chez un toucheur de *fics* qui, après avoir fait quelques signes de croix, lui donna une graine qu'elle

(1) **E.-Mac Culloch**. *Guernsey Folk-Lore*. London, 1903, in-8, p. 400-402.

(2) **J. de la Chesnaye**. *Le Vieux Bocage qui s'en va*. Vannes, 1911, p. 130.

mit dans sa poche. Le jour où vous la perdrez sans faire attention, ajouta-t-il, les *fics* disparaîtront. Effectivement, quelques semaines après, les verrues, que rien n'avait pu détruire, disparurent d'elles-mêmes. Ce fait s'est passé il y a une dizaine d'années, et depuis cette époque les verrues n'ont plus reparu. Ajoutons que cette personne était très nerveuse (1) ».

Le toucher est ici agrémenté de la perte d'une graine, perte dont l'action sympathique est censée s'ajouter à celle des signes de croix pour la perte de la verrue.

§ IV. — La suggestion par ligature.

La pratique de la suggestion par ligature est assez répandue. Voici deux procédés employés dans les Hautes-Vosges : « Faire autant de nœuds à un bout de ruban que l'on a de verrues et jeter ensuite ce ruban par dessus son épaule, sans s'inquiéter de savoir où le vent l'emportera.

Procéder de même en remplaçant le ruban par un fil, placer ce fil sous une grosse pierre que l'on ne pourra pas reconnaître, ou mieux sous l'une des tuiles du toit paternel ; dès qu'il commencera à pourrir, les verrues s'en iront en miettes (2) ».

La recette est déjà dans l'Evangile des Quenouilles, mais il faut prendre des fils qu'une femme a filé, étant en couches d'enfant, et le fil doit toucher les poireaux à lier (3). Au XVIIIᵉ siècle, en Angleterre, on exige un fil de soie ou un fil ciré (4). Aujourd'hui, dans le Northumberland, on se sert

---

(1) **Dʳ Tiffaud**. *L'exercice illégal de la médecine dans le Bas-Poitou*. Paris, 1899, in-8, p. 41.

(2) **L.-F. Sauvé**. *Le Folklore des Hautes-Vosges*. P., 1889, in-18, p 245-246.

(3) *Les Evangiles des Quenouilles*. App. 4ᵉ série, § 26, édit. P. Janet, 1855, in-13, p. 158-159.

(4) **Wesley**. *La médecine primitive ou Recueil des Remèdes*. Lyon 1772, in-12, p. 262.

d'un cheveu que l'on jette ensuite derrière soi (1), et dans le pays Wallon, d'un cordon que l'on jette de même (2). En Normandie, on enroule un fil à la base de la verrue, puis on le jette dans un puits (3).

Le thème varie, mais l'essentiel est la ligature. Dans le Baugeois, on exécute chaque nœud au-dessus de chaque verrue, puis on enfouit le fil dans le fumier (4) ; dans les Vosges, c'est plus compliqué, mais le fond reste le même :

On prend un fil que l'on pose en croix sur chaque verrue et on fait au fil autant de nœuds qu'il y a de poireaux. Le guérisseur dit cinq *Pater* et cinq *Ave*, seul, si le malade est guéri en bête, et avec lui s'il est croyant ; il enterre le fil au pied d'une chaulotte (gouttière) pour qu'il pourrisse plus vite, et à mesure qu'il pourrit les poireaux disparaissent ; mais il ne faut pas que la personne opérée pense qu'il y a un fil qui pourrit à son intention, sans cela l'effet est détruit (5).

<hr>

(1) **M.-C. Balfour**. *Oounty Folk-Lore* (Northumberland) London, 1904, in-8, p. 49.

(2) **E. Monseur**. *Folk-Lore Wallon*, p. 29.

(3) **X. Rousseau**. *La Normandie ignorée*. Caen, 1912, in-18, p. 21.

(4) **C. Fraysse**. *Le Folk-Lore du Baugeois*. Baugé, 1906, in-12, p. 115.

(5) *Revue des Traditions popul*. XXXIII, (1908), p. 239.

CHAPITRE IV

§ I. — **De la suggestion par les médicaments internes.**

Dioscoride, suivi par Mathiole et Liébaut, affirme que l'on se débarrasse des verrues en mangeant de la chicorée en salade et en absorbant trois drachmes de la semence avant de se coucher (1). J.-B. Porta conseille aussi cette médication (2). Je ne sache pas qu'elle ait conservé la moindre faveur aujourd'hui ; mais si elle a eu du succès jadis, l'on peut être assuré que la suggestion n'y fût pas étrangère.

Nombre de médecins sont encore persuadés de l'efficacité de la magnésie calcinée prise à l'intérieur. Le Docteur Roussel fut le premier à soupçonner qu'elle servait simplement d'arme à la suggestion (3). Après quelques années de recherches, il écrivait : « L'initiateur de cette médication est le Dr Lambert (de Haguenau). Le hasard le mit sur la voie, Lambert soignait une femme at-

---

(1) **J. Liébaut.** *Thrésor universel des pauvres et des riches.* P., 1661, in-12, p. 33.

(2) **J.-B. Porta.** *Magiæ Naturalis.* Lugd. Batav., 1651, in-12, p. 388.

(3) *Annales de la Société de Médecine de St-Etienne.* Séance de février 1893. T. XI, (1893), p. 4.

teinte de gastralgie et, un jour, il lui prescrivit de la magnésie. Pendant le traitement, les nombreuses verrues qui couvraient les mains de la malade disparurent. Depuis, lors, le médecin de Haguenau employa systématiquement la magnésie chez les verruqueux, à la dose de 0,60 centigrammes par jour, et il réussit souvent. Fonssagrives (1883), Guéniot (1883) l'imitèrent avec succès.

« Le professeur Vulpian nous disait un jour à l'hôpital de la Charité : « Je ne sais comment agit la magnésie, mais elle réussit ». La parole d'un maître aussi hautement estimé pour son caractère et pour sa science, ne pouvait que nous frapper. Devenu praticien, je donnai de la magnésie : j'eus des succès et des insuccès.

« En 1886, devant la Société de Médecine de Lyon, M. le Dr Colrat cita plusieurs guérisons obtenues à l'aide de la magnésie. Dans la même séance, un de mes meilleurs maîtres, M. le Dr Aubert, mentionna le cas d'une femme guérie, en un mois et demi, de nombreuses verrues du visage. Mais, si j'en crois le *Lyon médical*, M. Aubert se servit du sulfate de magnésie. à la dose de 6 gr., et non de la magnésie calcinée.

« Par contre, d'autres médecins n'obtenaient que des insuccès. M. le professeur Soulier avoue, dans son *Traité de thérapeutique*, qu'il a plus souvent échoué que réussi. La magnésie n'a pas réussi du tout entre les mains de M. Besnier et de ses élèves.

« A mon sens, l'explication de ces faits contradictoires et en apparence indéchiffrables, ne peut être trouvée que dans une suggestion inconsciente, exercée par le médecin sur un malade désireux de guérir.

« En poursuivant cette idée, je m'appliquai à varier les conditions d'administration des médicaments internes. J'abaissai la dose de magnésie à 0,10 centigr. par jour et j'eus un succès complet.

« Mlle S... 22 ans. Grande et robuste fille, vue le 4 août 1893.

« Depuis six mois, nombreuses verrues aux doigts, aux mains et à la partie inférieure des avant-bras. Quelques-unes sont grosses comme des pois verts.

« Un pharmacien consulté a donné de la liqueur de Fowler. Aucun résultat sensible.

« La jeune fille a aussi employé le suc de l'herbe aux verrues (*Chelidonium majus*) sans plus de succès.

« Prescription : 0,10 centigr. de magnésie calcinée en un cachet tous les matins.

« Disparition complète à la fin du mois ».

« Réussirait-on en s'adressant à d'autres médicaments ? Je ne voulus pas recourir à la liqueur de Fowler dont l'action est trop évidente sur les téguments ; j'employai le monosulfure de sodium.

« Mai 1894, Mlle X, domestique chez Mme F.

« Je compte 34 verrues à la main gauche et 30 à la main droite ; plusieurs sont toutes récentes.

« La jeune fille a usé d'acides divers pour les brûler. Un certain nombre de cicatrices l'attestent. Elle attribue d'ailleurs la pullulation des verrues aux cautérisations employées.

« Prescription : Monosulfure de sodium, quatre centigr. par jour, dans du sirop de goudron.

« Les verrues ont toutes disparu en une vingtaine de jours ».

« Le traitement complexe dirigé contre un ulcère d'estomac avec hématémèse réussit, dans un cas, à faire disparaître des verrues que la magnésie n'avait pu modifier.

« Mlle J., 17 ans ; en 1893, pleurésie avec épanchement.

« La jeune fille me prie en outre de la débarrasser d'une vingtaine de verrues qu'elle porte sur les mains. Je prescris la magnésie calcinée ; l'insuccès est complet.

« Deux ans plus tard (Janvier 1895) hématémèse abondante symptomatique d'ulcère rond de l'estomac. Traitement : glace, diète lactée rigoureuse, eau de chaux seconde. Plus tard, eau de Karlsbad.

« Au cours d'une visite, Mlle J. me montre ses mains ; les verrues sont plus nombreuses qu'autrefois. Elle est d'autant plus étonnée de leur persistance qu'elle a guéri son jeune frère âgé de 12 ans et deux de ses amies en leur faisant prendre de la magnésie calcinée, ainsi que je l'avais conseillé à elle-même. J'insiste sur l'impossibilité de lui prescrire un remède actif contre les verrues, tant que l'ulcère dont elle est atteinte ne sera pas cicatrisé.

« Huit jours après, la malade me faisait remarquer spontanément que les verrues s'affaissaient et la quatrième semaine n'était pas écoulée qu'elles avaient toutes disparu ».

La trinitrine m'a donné un succès.

« A..., collégien, 15 ans, 8 février 1897.

« Une verrue volumineuse, crevassée, saignante parfois et douloureuse, siège au pouce droit, près de l'ongle.

« Quatre verrues sur le dos de la main gauche.

« Un de nos confrères a donné de la magnésie. Aucun résultat.

« Je préviens le jeune homme que je lui donne un médicament très actif et je prescris dix pilules composées chacune d'une goutte de solution de trinitrine au 1 0|0. Une tous les matins.

« Revu le 7 mai. Il a été rapidement débarrassé de ses verrues ; mais il ne peut me renseigner sur le nombre de jours qu'elles ont mis à disparaître ».

« Imossé a traité dix verruqueux par la teinture d'iode à l'intérieur et a obtenu dix guérisons. Il s'agit de suggestion, à mon avis, et il est vraisemblable que la teinture de thuya occidentalis qu'on préconise actuellement, à la dose de cinquante à cent gouttes, n'agit pas d'autre façon.

« Rien de plus simple d'ailleurs que de varier à plaisir les médicaments qu'on voudra expérimenter et l'imagination des médecins pourra se donner carrière.

« Dans tous les cas, le mode de disparition de la verrue est très particulier ; elle ne s'effrite pas, elle ne se desquame pas, elle s'amollit, se ride, s'affaisse et disparaît sans laisser aucune cicatrice. Le phénomène est assurément fort curieux » (1).

§ II. — De la suggestion simple.

Lorsqu'en 1893, le Dr Roussel émettait l'opinion qu'il fallait voir une suggestion dans l'action de la magnésie calcinée, on connaissait déjà l'expérience du Dr Gibert. C'est un cas de suggestion armée qui fait songer en tous points à certaines guérisons obtenues par les toucheurs de nos campagnes.

« En 1888, dit le Dr Gibert, du Havre, je soutenais à mon ami Pierre Janet que la suggestion à l'état de veille était capable de faire disparaître même des produits pathologiques organisés. Il m'en niait la possibilité.

« Je choisis un jeune garçon de treize ans qu'on avait conduit au dispensaire parce qu'il avait été renvoyé de l'école primaire et parce que, non seulement il ne pouvait plus écrire, mais encore il ne pouvait plus se servir de ses mains pour manger.

« En effet, la face dorsale des deux mains était occupée tout entière par une multitude de verrues qui se sont développées jusqu'aux ongles qu'elles entourent ; tous les doigts sont pris. Les verrues cessent au pli de la peau qui sépare la main du poignet. Rien à la face palmaire. En réalité, la peau des deux mains n'existe plus ; pas un seul interstice de peau saine entre les verrues, de telle sorte que les doigts ne peuvent plus être fléchis et qu'en réalité l'enfant est réduit à un état d'infirmité complet.

« Je réunis au dispensaire un certain nombre de médecins et Mr Pierre Janet pour qui la démonstration était

____

(1). **Dr Roussel.** *Verrues et Suggestion* dans *La Loire Médicale.* St-Etienne, XVI, (1897), p. 246-249.

préparée. Je leur demandai une seule chose : c'était d'être aussi sérieux et solennels que moi et de ne pas rire.

Le cercle formé, je pris l'enfant par les deux mains, que je regardai comme pour bien les étudier ; puis fixant les yeux du sujet, je lui demandai à haute et forte voix : Veux-tu être guéri ? Comme il me répondait mollement, j'imprimai à plusieurs reprises la question dans son cerveau en la répétant avec une certaine violence jusqu'à ce qu'il me répondît avec un accent de conviction : oui monsieur, je veux être guéri. Alors, dis-je, prends garde ! je vais te laver avec de l'eau bleue ; mais, si dans huit jours, tu n'es pas guéri, je te laverai avec de l'eau jaune. Cécile, apportez-moi de l'eau bleue. Puis je lui badigeonnai les mains avec une eau quelconque légèrement bleuie et je l'essuyai avec soin.

« Huit jours après, les verrues avaient complètement disparu, sauf deux ou trois qui semblaient être restées comme témoins de l'état antérieur. Je pris le bonhomme comme la première fois, et je lui fis les plus vifs reproches de ce que toutes les verrues n'avaient pas disparu. Je le badigeonnai avec de l'eau jaune qui lui procura une douleur imaginaire de forte brûlure.

« Quelques jours après la peau était partout intacte, et l'enfant avait repris sa vie ordinaire (1) ».

Mais ce ne fut là qu'une expérience de laboratoire. Il était réservé au Dr Bonjour, de Lausanne, de faire entrer la suggestion dans la pratique courante pour la guérison des verrues. De même que le Dr Roussel, il avait été frappé des succès obtenus par l'antique méthode des toucheurs. « Une vieille femme de ma parenté, dit-il, avait la réputation de guérir les verrues. Lorsque j'étais jeune homme, elle m'avait guéri d'une grosse verrue qui m'avait déformé

---

(1) **Dr Gibert.** *La Normandie médicale.* 1892, p. 457, qui a été reproduit par les *Annales de Psychiâtrie* de Janvier 1893.

l'ongle de l'index, et qui me gênait et me faisait souffrir quand je devais écrire. J'ai connu beaucoup de personnes qu'elle a guéries, dont plusieurs avaient de vingt à trente verrues à chaque main. Elle bandait les yeux des gens qui venaient chez elle, en leur recommandant de ne plus toucher leurs verrues et de ne pas soulever le bandeau pendant qu'elle opérait. On entendait alors sa fille entrer et elle touchait chaque verrue d'un peu de linge mouillé. Puis on l'entendait ressortir. Toutes les personnes que j'ai connues ont été guéries en une à trois semaines après une seule séance (1) ». Et dès l'année 1896, il tente à son tour la même méthode. Lui aussi touche les verrues après avoir bandé les yeux du sujet (2), mais il accompagne le toucher d'une suggestion formelle. Il a souvent réussi où toutes les anciennes médications officielles avaient échoué.

Le 24 septembre 1909, un jeune garçon se présentait au Dr Bonjour, il avait un semis de verrues sur le front et à l'angle buccal gauche. Ses mains en étaient couvertes ainsi que son mollet droit. Il portait de larges cicatrices des brûlures faites pour le guérir. M. B. lui a suggéré la disparition des verrues le 27 sept. ; huit jours plus tard, les verrues apparaissaient toutes flétries et séchées, au bout de quinze jours elles avaient disparu (3).

Mais écoutons-le lui-même :

« Le premier monsieur que je soignai fut débarrassé d'une grosse verrue après une seule séance. Dès lors, j'ai accumulé assez d'observations qui me permettent d'affirmer que ces tumeurs guérissent, dans la moitié des cas, après une seule séance de deux minutes dans laquelle

---

(1) **H. de Parville**. Chronique scientifique du *Journal des Débats* du 30 avril 1896.

(2) *Revue de l'Hypnotisme*. XXIV (1910), p. 320.

(3) *Revue de l'Hypnotisme*. XXIV, (1910), p. 320.

j'emploie un procédé suggestif (1). Un malade occupé à la pose de lignes électriques, irritait constamment ses verrues en maniant du fil de fer entre son pouce et son index. Il a guéri pourtant par la suggestion.

« Un homme de vingt-quatre ans avait la main couverte de verrues planes. A quinze jours d'intervalle les pellicules brillantes d'épiderme qui recouvraient les verrues turgescentes ont disparu, les plaques verruqueuses sont plus pâles et l'on peut se rendre compte de l'affaissement des tumeurs. Le malade eut la malencontreuse idée de faire les moissons à ce moment-là ; en liant les gerbes, il provoqua une nouvelle irritation des verrues.

« Un garçon qui venait de suivre un traitement sans résultat chez un spécialiste en dermatologie, était couvert de verrues planes au front, aux joues, sur le nez, sur les mains et les genoux. Toutes les tumeurs disparurent rapidement après une seule séance, sans laisser aucune trace. Quand je présentai ce garçon à la Société de médecine de la Suisse romande, trois semaines après la séance de suggestion, la peau ne gardait plus aucune trace des centaines de tumeurs qui avaient existé. Quelques semaines plus tard, ce garçon revint avec une verrue charnue et douloureuse à la face palmaire du pouce droit. Je fis revenir le garçon quelques jours après la séance, et je constatai qu'il s'était formé un sillon autour de la verrue, comme si on l'avait fait avec un bistouri. Je priai l'enfant de porter un pansement, afin de ne pas perdre la tumeur, et il me l'apporta quelques jours plus tard. Il s'est produit une reconstitution de la peau sous la verrue, qui a été expulsée du tégument par une abrasion naturelle. C'est le seul cas dans lequel j'aie observé ce procédé naturel de guérison.

---

(1) *Zeitschr. für Hypn.* Leipzig, 1897, p. 196. — *Une preuve nouvelle de l'influence psychique sur le physique.* Communication faite au IIIe Congrès international de psychologie et de psychothérapie à Munich, 1896.

« On observe quelquefois la guérison par pédiculisation. La verrue se rétrécit à la base, prend l'aspect d'une fraise suspendue à sa tige ; celle-ci s'amincit et la tumeur tombe. Chez une fille qui avait une verrue acuminée au bout du doigt, la verrue s'est détachée par pédiculisation, après une séance de suggestion.

« Le plus souvent, les verrues s'effondrent et s'effritent. La plus grosse verrue solitaire que j'aie fait disparaître, siégeait au poignet d'un campagnard et mesurait 18 millimètres de diamètre sur 7 de hauteur. Elle est tombée par morceaux. Trois semaines après la séance donnée au malade, on ne distinguait plus la marque de la tumeur.

« J'ai guéri deux cas de verrues dans les familles de mes confrères de Lausanne : les deux personnes avaient suivi divers traitements sans résultat, ou plutôt les verrues étaient tombées après l'emploi des rayons X, puis elles étaient revenues plus grosses qu'auparavant. Les deux personnes ont guéri, quoiqu'elles fussent convaincues que mon traitement échouerait, et les parents, qui ont assisté à mes séances, ont pu se rendre compte que je n'emploie qu'un procédé purement suggestif.

« Deux confrères qui ont usé de mon procédé ont obtenu le même résultat que moi.

« Donc, par un procédé suggestif, on guérit non seulement sans douleur ces tumeurs, mais on obtient une restitution complète de la peau, tandis que les divers moyens employés en médecine sont incertains, douloureux, et laissent toujours des cicatrices plus ou moins visibles (1) ».

Les Docteurs Brocq, Djamdjief, Bernheim, de Nancy, et Pitres, de Bordeaux, qui ont employé également la suggestion, ont obtenu de semblables résultats (2). Dans la clinique

---

(1) Dr **Bonjour**. *Les guérisons miraculeuses modernes* dans *Revue de Psychothérapie* XXVIII. (1913), p. 6-8.

(2) Dr **E. Chatelain**. *Précis Iconog. des maladies de la peau.* P., 1910, in-8, p. 899-900.

du Dr Bérillon, le Dr Pamart a maintes fois suggéré la guérison prochaine de verrues et très souvent réussi à les chasser (1). Le Dr Bérillon lui même a produit une dissociation qui montre bien l'influence précise de la suggestion : « Chez un individu porteur de verrues aux deux mains, j'ai, dit-il, par suggestion, supprimé seulement les verrues de la main gauche, tandis que celles de la main droite demeuraient intactes. Ces dernières ne disparurent que par une nouvelle suggestion portant sur les verrues de ce côté (2) ».

Bien entendu, où réussit la suggestion simple, la suggestion hypnotique donne d'heureux résultats. Je n'en veux pour preuve que cette observation du Dr Farez.

« Il y a deux ans, Suzanne B.... joue avec une amie qui a les mains couvertes de verrues. Quelques jours après, il lui en survient trois à la main gauche.

1°) à la face dorsale du pouce, sur le côté interne de l'ongle, de la grosseur d'une lentille ;

2°) à la face dorsale de la phalangette de l'index, moitié moins grande que la précédente ;

3°) à la face dorsale de l'auriculaire, au niveau de l'articulation de la phalange et de la phalangette, de la grosseur d'une lentille.

« Au bout d'un an, ces trois verrues sont traitées suivant un procédé populaire dont on assure l'infaillibilité.

« Il s'agit de prendre un morceau de rouelle de veau, gros comme une fève et cru, puis d'en frotter la verrue jusqu'à ce que la viande devienne un peu noire. Cela demande généralement quelques minutes à ce qu'il paraît.

« Au bout de quinze jours à trois semaines, les deux premières verrues sont devenues tout à fait sèches, et il suffit de gratter très légèrement pour les faire tomber.

______

(1) *Revue de l'Hypnotisme.* XXII (1908), p. 186.
(2). *Revue de l'Hypnotisme.* XVII (1903), p 90.

« Mais la troisième verrue persiste. Bien plus, dès que les deux premières ont disparu, celle de l'auriculaire se met à grossir. Elle atteint très vite le volume d'un gros pois. Elle reste stationnaire pendant neuf mois ; au bout de ce temps, on essaie encore un moyen réputé très efficace, cette fois sans résultat.

« Agacée de ces insuccès, la jeune Suzanne B... écorche, morcelle, fendille, arrache avec les ongles des lambeaux de sa verrue. Elle gratte rageusement « jusqu'à l'os, me dit la maman, sans jamais parvenir à la déraciner ». La verrue repousse de plus belle.

« Au moment où je me décide à l'attaquer par la suggestion hypnotique, elle se présente sous l'aspect suivant :

« Au centre on voit une profonde excavation, sorte de cratère dont le fond est noir ; les bords du cratère sont abrupts, escarpés, crénelés ; le corps de la verrue est cinq ou six fois fendillé dans le sens radiculaire.

« Je suggère pendant le sommeil hypnotique que très certainement la verrue disparaîtra prochainement. Suzanne B... n'y pensera plus du tout, elle l'oubliera ; mais il se fera un travail lent qui petit à petit amènera la guérison ; petit à petit la verrue diminuera de volume, elle se flétrira, se fanera, et finalement disparaîtra.

« Suzanne B..., retenue toute la semaine dans son pensionnat ne peut venir me voir que chaque dimanche matin.

« Au bout d'une semaine avant même que ne commence notre deuxième séance, je constate que la verrue a considérablement diminué de volume ; il subsiste encore une petite ombilication noire et un petit relief.

« Le dimanche suivant, avant la troisième semaine, il n'y a plus ni relief, ni ombilication, mais la peau est encore fortement pigmentée sur toute la région occupée par la verrue.

« Le dimanche suivant, avant la quatrième séance, il n'y a plus de pigmentation. A la place de l'ancienne verrue, on constate une peau glabre et décolorée.

« Huit jours après, la peau est redevenue normale, sans qu'il y ait aucune différence de coloration.

« On le voit, quatre séances faites chacune à une semaine d'intervalle, ont suffi à supprimer cette verrue.

« Cela se passait il y a plusieurs mois. Depuis lors, il n'y a pas eu de récidive (1) ».

(1) **D^r Ch. Hæberlin**. *Action vasomotrice de la suggestion dans le traitement des verrues* dans *Revue de l'Hypnotisme*, XVII. (1902), p. 87-90.

CHAPITRE V

Avant d'exposer la théorie de ces guérisons psychiques, il est nécessaire d'entrer dans quelques détails sur la nature et l'étiologie des verrues.

Les verrues (1) sont de petites excroissances spontanées indolentes, ayant une certaine consistance, sessiles ou pédiculées, quelquefois mobiles et superficielles, mais ordinairement implantées dans l'épaisseur du derme par des filaments blanchâtres, denses, d'aspect fibreux. Ce sont des hypertrophies des papilles vasculaires du derme, sans ulcérations, avec hypertrophie de l'épiderme correspondant, dont les cellules se soudent plus ou moins fortement, comme dans la corne, au point d'être quelquefois l'origine de cornes cutanées. La surface des verrues est quelquefois rugueuse ou chargée de petites pointes correspondant à autant de papilles hypertrophiées, et représentant autant de petites productions cornées rudimentaires dont le sommet se desquame de temps à autre. L'hypertrophie du derme et des papilles, ainsi que la disposition de l'épiderme, les distingue : 1°) des durillons qui ne sont autre chose qu'un épaississement local de l'épiderme, sans lésion no-

---

(1) *Verruca*, αχροχοδωυ, all. *warze*, angl *wart*, it. *porro*, esp. *verruga*.

table du derme ; 2º) des cors dans lesquels il y a soudure de cellules, semi-transparence et dureté comme dans la corne, mais avec amincissement et dépression du derme correspondant dont les papilles sont ordinairement atrophiées au niveau du centre d'aspect corné.

§ I. — Que les verrues sont contagieuses.

L'opinion populaire en Europe enseigne que les verrues sont contagieuses et que cette contagion s'opère principalement par le sang qui s'écoule des verrues incisées ou écorchées. Les enfants s'amusent parfois à faire saigner leurs poireaux pour se les communiquer. En revanche, les campagnards adultes qui redoutent cette contagion ne s'essuient qu'avec crainte à la serviette touchée par un verruqueux (1). En Ethiopie, on admet la contagion des verrues non par le sang ou les débris ensemencés, mais par l'air et l'eau (2). Mais quel que soit le mode, on admet universellement la contagiosité.

« L'observation, dit le Dr Roussel, donne raison à la croyance populaire. Dans les écoles, le passage des verrues, d'enfant à enfant, est facile à constater ; dans les familles, l'éclosion des verrues chez les enfants suit souvent de près l'entrée d'une servante verruqueuse. Une verrue apparaît-elle sur un point ? rarement elle reste unique : tout autour d'elle se montrent, comme des colonies, des groupes de saillies semblables. La verrue d'un doigt engendre, précisément au point de contact, une verrue sur le doigt voisin. De la main, la verrue passe au visage par attouchement direct (au coin des lèvres, sur le nez, etc.).

« Voilà ce qu'on peut observer tous les jours. Les médecins cependant ne se laissèrent pas facilement convaincre.

---

(1) Observations personnelles, Autunois et Bourgogne.
(2) **Dr Mérab**. *Médecine et Médecins en Ethiopie*. P.,1912, in-8 p. 161-162.

Hébra et Kaposi niaient la contagiosité des verrues. « On les a souvent considérées comme contagieuses, disait M. Lereboullet dans le *Dictionnaire encyclopédique des Sciences médicales,* bien que cette opinion ne repose sur aucun fait positif ». Dans son *Traité des maladies de la peau,* testament d'une longue pratique, judicieuse et honnête, un de nos anciens maîtres, le professeur Hardy, disait : « Les gens du monde et même quelques médecins ont admis la con-tagion comme cause du développement de certaines ver-rues... Mais cette opinion sur la faculté contagieuse des verrues aurait besoin d'une démonstration plus rigou-reuse ».

« Le livre de Hardy remonte à 1886 ; depuis lors, que de chemin parcouru ! L'opinion populaire l'emporte (1) ».

Et malgré quelques rares opposants après les Drs G. Va-riot, E. Besnier et A. Doyon, Payne, Grancher, Jadassohn de Berne, Dreysel, Giuseppe Lupis de Milan, Djamdjieff, Delmas, etc., on admet que les verrues sont inoculables et auto-inoculables (2). Il y a d'ailleurs des cas où la fréquence des verrues dans une école ou même dans une région revêt nettement un caractère épidémique (3).

§ II. — De l'origine bacillaire des verrues.

Majocchi, Cornil et Babès crurent avoir découvert dans les verrues une bactérie (Bacterium porri). Ce serait un mi-crobe de moins d'un m/m de diamètre vivant par couple,

---

(1) **Dr Roussel.** *Loc. Laud.* p. 236-237. **Dr Leredde.** *Thérapeutique des maladies de la peau.* Paris, Masson, 1904, gd in-8, p. 451.

(2) **Dr E. Gaucher.** *Maladies de la peau.* P., 1909, in-8, p. 260. **Dr E. Chatelain.** *Précis iconog. des maladies de la peau.* P., 1910, in-8, p. 899.

(3) **Voir** un cas étudié d'après **J. Brown** dans *Annales de Dermato-logie.* VIII, (1907), p. 700 et **Lazard.** *Une épidémie de verrues dans une école* dans *La Clinique infantile.* (1909), p. 513.

en forme de diplocoques ou de sarcines, de chapelets ou de petits amas (1). Kühnemann affirme les avoir cultivés et inoculés avec succès (2). Depuis lors, on a contesté cette découverte (3).

« Giuseppe Lupis (4), de Milan, nie la présence de ces microbes. Les examens bactériologiques auxquels l'auteur s'est livré, ont démontré l'absence complète de micro-organismes. Les cultures essayées sur la gélatine, l'agar et le bouillon ont confirmé cette constatation.

« Michele des Amicis (5) a repris tout récemment l'étude de ce chapitre de pathologie cutanée.

« En observant rigoureusement les règles de la technique bactériologique, il a procédé à l'excision de verrues et à leur examen. Il a employé les divers terrains de culture et a obtenu trois formes principales de micro-organismes :

1°) Des colonies blanchâtres, arrondies, qui apparaissent sur la gélatine, et qui en se développant prennent l'aspect de gouttes de cire ;

2°) Des colonies d'abord blanches, qui ensuite prennent un aspect blanc grisâtre, et enfin deviennent jaune citron ; elles ne sont pas filamenteuses et au microscope, elles représentent des coques en couples.

3°) Des colonies, qui dans la gélatine, forment de petits lobules roses souvent mamelonnés au centre ; au microscope, on voit de grandes coques groupées en couples.

« Les inoculations de ces cultures sous la conjonctive et dans la cavité pleurale des animaux d'essai n'ont donné aucun résultat. Il en fut de même des expériences faites sur

---

(1) **Reclus.** *Pathologie externe.* T. I.

(2) **Kühneman.** *Monfür, prackt Dermatol.* T. VIII. N° 8.

(3) **H. Hallopeau** et **L. E. Leredde.** *Traité pratique de Dermatologie.* P.. 1900, gd. in-8, p. 408.

(4) *Giornale italiano delle Malattie veneree,* fasc. 4, 1897.

(5) *Giornale italiano delle Malattie veneree,* fasc. 3, 1898.

des hommes. Les tentatives faites pour greffer de petites verrues ont également donné des résultats absolument négatifs » (1).

Arrivera-t-on un jour à mettre hors de doute l'existence du *Bacterium porri* ? Malgré les insuccès de MM. Lupis et Amicis, cela n'est pas impossible. Mais jusqu'à nouvel ordre il faut lui refuser droit de cité.

Le fait de la contagion n'en reste pas moins avéré, il faut donc lui chercher une autre explication.

§ III. — L'influence nerveuse dans la contagion des verrues.

Spiegelberg, de Munich, regarde les verrues comme d'origine névropathique (2). Et il est bien vrai que cette opinion peut être mise en opposition avec celle de la contagion (3), mais les deux thèses ne sont pas irréductibles.

On peut très bien admettre que certains états névropathiques sont particulièrement favorables à l'installation et à la prolification de ces tumeurs. Et ceci suffit à expliquer certains faits curieux dont sans doute on pourrait citer bien d'autres observations. Hunt rapporte l'histoire d'une dame, qui ayant ramassé un petit sac de cailloux, évidemment jeté par un verruqueux, attrapa autant de verrues qu'il y avait de pierres dans le sac (4).

« Madame V., alors âgée de 32 ans, va chercher du beurre

---

(1) D**r** **Tiffaud**. *L'exercice illégal de la médecine dans le Poitou*. P., 1879, in-8, p. 38-40.

(2) Spiegelberg rapporte une observation de verrues ayant envahi tout le pavillon de l'oreille d'une petite fille. Les examens microscopiques et anatomiques de morceaux excisés ont conduit l'auteur à regarder cette prolification comme d'origine névropathique. *Munchener Medicinische Wochenschrift*, 28 juillet 1898.

(3) **H. Hallopeau et L.-E. Leredde**. *Traité pratique de Dermatologie*. P., 1900, gd in-8, 408 p.

(4) **W.-G. Black** *Folk-Medicine*. London, 1883, in-8, p. 41, d'après **Hunt**. *Romances and Drolls*. 2e série, p. 211.

au marché. La marchande lui en offre une pièce qu'elle tient à la main sur une feuille de chou ; Mme V.. goùte ce beurre et l'ayant trouvé bon l'achète. Mais lorsque la feuille de chou est enlevée, Mme V.. aperçoit sur la main de la marchande un certain nombre de grosses verrues. Profondément dégoùtée d'avoir mangé du beurre qui avait été touché par cette main, elle se trouve mal. Rentrée chez elle, elle ne peut se décider à manger la moindre parcelle de beurre. Trois jours après, elle avait elle-même des verrues sur la paume de la main. Ces verrues furent cautérisées et disparurent au bout de quinze jours.

« Mlle F. D., jolie fillette de 12 ans, très intelligente, jamais malade, quoique délicate, possédant une peau d'une pureté irréprochable, avait une amie dont elle admirait beaucoup les mains. Un beau jour, en prenant la main gauche de son amie, elle aperçut à la face palmaire de cette main gauche un grand nombre de verrues qui, jusque-là, avaient pu être soigneusement dissimulées. Mlle F. D... en fut tellement dégoùtée qu'à partir de ce jour-là elle évita de toucher son amie. Et, chose étrange, quelques jours après, elle aperçut sur sa propre main, à la dernière phalange du quatrième doigt, celui-là même qui avait touché une des verrues de son amie, une petite verruc à trois faces, semblable à celles qui lui avaient fait tant horreur. Cette verrue resta ainsi pendant deux ans jusqu'au jour où, en partageant une pomme, Mlle F. D.. se coupa et la coupa. Il n'y eut pas de récidive (1) ».

§ IV. — De l'influence de la verrue mère.

Mais de même que les émotions douloureuses favorisent l'apparition des verrues, il n'est pas moins avéré que la

---

(1) Dr **Hæberlin** dans *Revue de l'Hypnotisme.* XVII (1903-04), p. 86.

confiance heureuse favorise leur départ. « Le peuple est convaincu que, pour guérir les verrues, il importe avant tout de reconnaître la plus ancienne, celle qui a engendré les autres, la verrue *mère* en un mot. Cela fait, attaquez-vous à elle en négligeant sa postérité. Si vous parvenez à l'anéantir, toutes les autres disparaîtront bientôt.

« Une telle croyance paraît absurde ; l'observation, dit le Dr Roussel, confirme cependant ce que croit le public. Chez une jeune fille atteinte de verrues du visage, la plus grosse et vraisemblablement la première en date, se trouvait sur l'aile du nez. J'employai contre elle l'acide salicylique dissous dans l'alcool et le collodion. En 18 jours, toutes les autres verrues s'effacèrent, bien qu'elles n'eussent pas été touchées.

« Mlle V.., 28 ans, portait au visage plusieurs verrues qui l'humiliaient fort ; la plus saillante siégeait près du sillon naso-labial. J'en fis la ligature avec un fil de soie et je touchai le pédicule à l'aide du crayon de nitrate d'argent ; du même coup, les sept autres verrues disparurent en moins d'un mois.

« Le docteur Cellier, du Mans, brûle les verrues par un procédé spécial. Avec une épingle, il transperce la verrue à sa base, expose la tête de l'épingle à la flamme d'une bougie et cuit littéralement la végétation. Au bout de quelques minutes, la verrue blanchit, se crevasse, et vient au bout de l'épingle. Mais ce que l'auteur a observé maintes fois et ce qu'il trouve tout au moins bizarre, c'est qu'il suffit d'enlever une seule verrue pour que toutes les autres disparaissent, y en eût-il quinze ou vingt.

« J'ai employé ce moyen chez une jeune femme qui portait une cinquantaine de verrues sur les deux mains. Une, beaucoup plus volumineuse que les autres, fendillée, saignante, siégeait au pouce gauche : c'est elle que j'attaquai à l'aide du procédé de M. Cellier. Elle s'énucléa fort bien et laissa après elle une petite plaie arrondie et profonde qui mit trois semaines à se fermer. Chose remarquable :

avant que la cicatrisation fût complète, les autres verrues avaient disparu (1) ».

Les Drs Hervouet, Brault d'Alger, L. Brocq ont également observé que si l'on détruit la verrue mère, ses satellites disparaissent immédiatement et spontanément (2). Evidemment, il y a quelque chose de changé dans l'état psychique et par suite dans l'état nerveux du malade.

---

(1) Dr **Roussel**. *Loc. Laud*, p. 244-245.

(2) Dr **E. Chatelain**. *Précis Iconog. des maladies de la peau*. P., 1910, in-8, p. 899-900.

CHAPITRE VI

Théorie des modifications organiques d'origine suggestive.

La guérison des tumeurs verruqueuses par la suggestion est donc un fait avéré ; mais comment l'expliquer ?

Tout d'abord la suggestion processus d'ordre psychique détermine un processus nerveux que l'on peut regarder comme un processus purement fonctionnel. Mais ceci n'est que le premier temps.

Comment l'onde nerveuse, déclanchée par la suggestion, agit-elle sur l'organisme pour provoquer le détachement des verrues. Que se passe-t-il dans le second temps ?

Les verrues supposent une double irritation : irritation nerveuse proprement dite et irritation vasculaire concomitante. L'onde nerveuse d'origine suggestive peut agir à la fois sur ces deux espèces de troubles, d'une part sur l'irritation nerveuse organique pour la supprimer, d'autre part sur l'irritation vasculaire pour la réduire progressivement.

Si l'on admet que cette double irritation est précisément le point de départ de l'hypertrophie du corps papillaire qui constitue la verrue, on doit en conclure que la suppression de cette double irritation déterminera l'atrophie cherchée.

Le grand sympathique joue un rôle organique de premier ordre et l'on doit le considérer comme le régulateur de la nutrition d'un grand nombre d'éléments anatomiques. Il règle pour ainsi dire leur capacité d'assimilation, préside à l'évolution des phénomènes physico-chimiques d'ordre nutritif, en surveille la marche et la vitesse qui doivent être en rapport avec la nature et les besoins de l'élément. Les phénomènes de nutrition sont donc sous la dépendance de l'énergie nerveuse, en ce sens qu'elle peut les provoquer, les accélérer, les ralentir ou même les inhiber complètement (1). C'est, si l'on veut bien accepter cette expression, " *une cause directrice* " des phénomènes trophiques ou nutritifs.

Les tissus de l'organisme ne sont pas en relation avec différents nerfs à fonctions spécialisées : nerfs moteurs, secrétoires, trophiques, mais uniquement avec des nerfs trophiques : *recteurs* de la fonction propre de chaque élément anatomique.

Les cellules tégumentaires et épithéliales, de même que les cellules musculaires ou ganglionnaires sont incontestablement soumises à la direction trophique du grand sympathique. Chez des lapins dont il avait coupé quelque temps auparavant le sympathique cervical, Claude Bernard observa «....l'amaigrissement général accompagné de l'infiltration des membres et de l'éruption d'une espèce de gale qui finit par affecter toute la surface cutanée (2) ». A la suite de l'extirpation du ganglion cervical, Angelucci a constaté de l'alopécie (3) chez le chien et le chat (4). Le Dr Beyne a égalemment observéun commencement de chute des poils chez un chat à la suite de la section du cordon sympathique cervical gauche (5). Arloing a obtenu de l'hyperkératose (surproduction de la corne) et des troubles de

---

(1) **Morat et Doyon**. *Traité de Physiologie.* Paris, 1902, gd in-8, II, 260.

(2) **Claude Bernard**. *Leçons sur la physiologie et la pathologie du système nerveux.* Paris, 1858, in-8, II, 475.

(3) **Chute des poils ou des cheveux.**

(4) **Angelucci**. *Sulli alterazioni trofiche dell' ochio che nei mammiferi seguono la estirpazione del ganglio cervicale superiore del simpatico.* 1893.

(5) **Dr J. Beyne**. *Contribution à l'étude des troubles trophiques qui suivent la section et la résection du sympathique cervical.* Lyon, 1902, gd in-8, p. 35.

nutrition du derme et de l'épiderme au niveau du mufle chez le chien et le bœuf (1). Morat et Doyon ont observé des ulcérations de la lèvre inférieure chez le chien (2). Chez un jeune lapin ayant subi la résection de la partie moyenne du sympathique cervical gauche, Bidder a noté une hypertrophie de l'oreille du même côté. Un mois après l'opération, la longueur de l'oreille gauche dépassait de 0ᵐ005 l'oreille opposée (3). Dupuy a observé le même phénomène chez de jeunes cobayes (4).

L'élongation trophique est devenue, par contre, entre les mains du Dʳ Chipault, une véritable méthode de reconstitution des tissus perforés ou ulcérés. L'action nerveuse accélère la nutrition et permet à des plaies graves et jusqu'ici réputées rebelles, de se fermer assez rapidement (5).

Si donc les nerfs sympathiques jouent un rôle recteur tour à tour hypertrophique et atrophique (que l'on me permette ce néologisme), il est facile de concevoir que sous l'influence de la suggestion, ils puissent modifier leur action et déterminer l'atrophie d'une excroissance née qu'à la suite d'une irritation locale.

L'action trophique des nerfs s'exerce d'ailleurs tout particulièrement par le contrôle des arrivages sanguins. Trophiques et vaso-moteurs sont presque synonymes. Or, l'on

---

(1) **Arloing**. *Contribution à l'étude de la partie cervicale du grand sympathique envisagé comme nerf secrétoire* ds *Archives des Physiol.* 3ᵉ série. T. II, 1890.

(2) **Morat** et **Doyon**. *Troubles trophiques consécutifs à la section du sympathique cervical* ds *Comptes rendus de l'Académie des Sciences.* 1897.

(3) **Bidder**. *Hypertrophie des ohres nach Excision eines Stückes vom Hals-sympathicus des Kaninchens* ds *Centralblatt für Chirurgie* Nᵒ 7. Mai 1874.

(4) *Compte rendu des séances de la Société de Biologie.* 1875, p. 323 et 362.

(5) **Dʳ A. Chipault**. *L'élongation trophique* (cure radicale des maux perforants, ulcères variqueux, etc., par l'élongation des nerfs). Paris, s. d. (1902), gd in-8.

a remarqué que les verrues qui guérissent le plus facilement par la suggestion sont les plus vascularisées. Plus
une verrue saigne facilement, plus facilement elle est gué-
rissable (1).

Les actions nerveuses vaso-motrices et trophiques n'ex-
cluent pas d'ailleurs, dans certaines guérisons, les actions
mécaniques de friction ou les modifications chimiques dues
à des sucs corrosifs ou à des acides. Un même but peut être
poursuivi et atteint par des causes concourantes. ,

Néanmoins, il reste acquis que la suggestion joue le
grand rôle, et ce qui est plus important, qu'elle peut déterminer des modifications organiques et anatomiques
durables. Cette proposition a une portée considérable et
ce serait un grand point de gagné si l'on se décidait enfin
à recevoir partout cette vérité : La suggestion n'a pas seulement une action fonctionnelle, mais une action organique, action indirecte il est vrai, mais certaine et
réelle.

A la réflexion, on est même étonné qu'une telle vérité
rencontre des résistances. Personne ne conteste l'action
de la suggestion sur le système nerveux ; chacun admet,
d'autre part, que les modifications du système nerveux
entraînent des accélérations ou des ralentissements nutritifs, des dilatations ou des rétrécissements vasculaires.
Or, ces prémisses imposent précisément la conclusion que
nous venons de tirer.

Mais puisque je suis en train de philosopher, j'oserai
aller plus loin encore. Si nous admettons que la suggestion
a une action organique, pourquoi ne tenterait-on pas de
réaliser par la suggestion d'autres guérisons ; Pourquoi
n'a-t-on jamais essayé de guérir les écrouelles par suggestion, alors que l'on sait qu'elles furent souvent guéries par
le toucher royal ? Pourquoi ne tente-t-on pas de traiter les
varices par la même méthode ?

____

(1) **Dr Magnin** in *Revue de l'Hypnotisme*. XVII, (1903), p. 90.

A ceux qui me trouvent trop hardi, je me contenterai de rappeler quelques lignes de Bacon, venant de parler de la guérison des verrues par la friction avec un morceau de lard.

« On pourrait, dit-il, tenter cette même expérience sur les cors, les loupes et autres excroissances de cette espèce, et même sur celles d'entre les parties des animaux qui ont le plus d'analogie avec ces excroissances ; par exemple, sur les crêtes et les éperons des coqs, les cornes des quadrupèdes, etc. On peut faire ces épreuves de deux manières savoir : ou en frottant ces parties avec le lard ou le sureau, comme nous venons de le dire, ou en en retranchant quelque petite portion, et la laissant ensuite se putréfier, ou en général se consumer, afin de voir si la putréfaction ou la dissolution de cette partie retranchée pourrait contribuer quelque peu à celle de la partie restante (1) ».

Ce libre et grand esprit que l'on a sottement traité de superstitieux, ne s'embarrassait guère des barrières officielles ou des vérités conventionnelles qu'il n'était point séant de dépasser. Pour lui, le fait primait la théorie. Il doit en être de même pour nous. Ne nions pas les guérisons des toucheurs de fics et l'action organique de la suggestion, ce sont des faits ; mais bien plutôt essayons de nous en inspirer pour aller plus avant vers une vérité plus large et plus enveloppante.

---

(1) **Fr. Bacon.** *Sylva Sylvarum* (1621) X[th] cent. § 993 des *Œuvres*, édit. Lasalle. Dijon, an IX, in-8, IX, p. 481-482.

TABLE DES MATIÈRES

P. SAINTYVES

Le Discernement du Miracle

1 beau vol. in-8° de 357 p. . . . . **6 fr.**

Revue de métaphysique et de morale, mars 1910, sup. 7.

M. Saintyves a très bien rempli sa tâche qui était non pas d'édifier une théorie de miracle, mais de déterminer s'il est des signes ou des caractères qui permettent de discerner parmi les faits merveilleux un fait vraiment miraculeux. Pour lui ces signes n'existent pas, ou se réduisent à des jugements de valeur, à des critères de moralité purement subjectifs. L'auteur a fait cette démonstration avec beaucoup de méthode, d'adresse et de sérénité scientifique, en s'appuyant sur une masse de faits, non pas accumulés, mais classés et critiqués qui font de son livre un utile instrument de travail.

X. LÉON.

Annales de Bibliographie théologique, juin 1911, p. 82 et 85.

Nous ne possédons rien d'aussi complet dans la littérature française... Ce précieux ouvrage constitue un progrès sérieux dans l'élucidation de la question si grave et si troublante du miracle.

E. MÉNÉGOZ,
Doyen honoraire de la Faculté de théologie protestante.

Mercure de France, 1er juillet 1910, p. 132.

La théorie développée dans le nouveau livre de M. Saintyves. Le Discernement du Miracle serait un gage de renouvellement et de puissance pour celles des disciplines religieuses qui se l'approprieraient.

J. de GAUTIER.

La Grande Revue, 15 mai 1910, p. 156.

Le livre de M. Saintyves, grave, mesuré, et pourtant alerte et agréable vaut la peine d'être lu et médité.

Ch. GUIGNEBERT,
Chargé du cours d'histoire du christianisme à la Sorbonne.

Revue de Synthèse historique, fév. 1910.

C'est l'érudition variée, vivante, qu'on remarquait déjà dans *Les saints successeurs des dieux*. Mais l'érudit se trouve en même temps un penseur profond, un dialecticien vigoureux, dont l'ouvrage a une haute valeur philosophique.

G. WEILL,
Professeur à la Faculté de Caen.

Revue Critique, 23 déc. 1909.

L'ouvrage de M. Saintyves constitue un excellent traité du miracle.

A. LOISY,
Professeur au Collège de France.

Revue de l'Université de Bruxelles, fév. 1910, p. 391.

Je ne connais pas d'ouvrage sur ce sujet écrit avec plus de compétence et de loyauté.

M. HÉBERT.

P. SAINTYVES

—————

Les Vierges Mères
et les Naissances Miraculeuses

ESSAI DE MYTHOLOGIE COMPARÉE

1 vol. in-12 de 280 pages . . . .   **3 fr. 50**

Revue historique,

M. Saintyves a fait un livre vivant, où la gravité du langage et la convenance du ton sont à l'abri de tout reproche, et qui se montre fécond en aperçus nouveaux sur les origines chrétiennes.

Ch. GUIGNEBERT, *prof. à la Sorbonne.*

Revue du Clergé français,

« Les légendes de naissances miraculeuses et de vierges-mères forment une végétation fleurie, qui naquit sur la couche des anciennes pratiques de fécondations et des vieilles croyances qui les expliquèrent tout d'abord » (p. 16) ; tout le livre de M. Saintyves se rattache à cette idée, et c'est ce qui en commande les divers chapitres sur les pierres, les eaux, les plantes fécondantes, les théogamies thériomorphiques, les fécondations météorologiques, les naissances dues à l'action du soleil, et enfin les théogamies anthropomorphiques. M. Saintyves a eu le mérite d'ordonner avec méthode l'ensemble de cette vaste matière, et l'on ne peut nier que la « distribution des pratiques fécondantes et les récits de naissances miraculeuses d'après la nature de l'agent fécondateur » les éclaire d'une lumière nouvelle.

H LEDUC.

Le Siècle,

Le petit volume de M. Saintyves a deux grands mérites. Il est une collection très complète et aussi critique que possible de matériaux dispersés dans toutes sortes de livres anciens et modernes et de publications scientifiques que peu de personnes ont à leur disposition. Il est aussi un premier essai de synthèse qui rendra un précieux services : il orientera le grand public dans des études auxquelles les programmes ont oublié de le préparer, et il permettra de s'attaquer avec plus d'ordre et d'efficacité aux nombreuses énigmes dont les mythologies n'ont pas encore délivré le secret. Il est écrit d'ailleurs avec toute la liberté d'esprit que requiert le travail scientifique, mais aussi avec une grande sérénité ; et il y a quelque mérite à cela si ces questions ont causé les pertubations que l'on sait dans les églises anglicanes et protestantes, et si l'Église catholique, pour s'en débarrasser violemment, n'a pas hésité à rompre non seulement avec quelques-uns de ses enfants les plus illustres, mais encore avec toute la mentalité moderne et toute la critique contemporaine.

J. GRAUX.

Cœnobium,

Nous tenons surtout à féliciter M. Saintyves de ce qu'il ne s'est pas laissé écraser par son sujet ; le classement d'un si grand nombre de faits fait honneur à la netteté de son esprit. Nous sommes heureux de retrouver dans son travail ces qualités d'ordonnances et de clarté vraiment françaises trop souvent absentes de certains ouvrages d'érudition.

Revue de Synthèse historique.

M. Saintyves développe sa thèse avec les qualités habituelles : une vaste érudition, un talent de forme qui permet de le suivre sans fatigue à travers d'innombrables citations, enfin une sérénité scientifique précieuse pour qui aborde un sujet aussi délicat.

G. W.

P. SAINTYVES

La Réforme intellectuelle du Clergé et la liberté d'Enseignement

1 vol. in-12 de XI-321 p., *franco* . . . . 3 fr. 50

Studi Religiosi, gennaio-febbraio, p. 86-88.

Un des mérites du livre est le soin que l'auteur a pris de faire parler constamment les personnages compétents sur la matière : prêtres qui racontent la vie de séminaire, professeurs, évêques.

Revue Universitaire, 15 février 1904.

J'ai lu ce petit livre si vivant et si sincère avec beaucoup de plaisir. L'auteur est une de ces intelligences droites et libres qui, dans le catholicisme, supportent impatiemment ce que lui-même appelle le *cléricalisme* et qui, pour l'intérêt même de leur religion, réclament la liberté de s'instruire, de penser, de pratiquer les méthodes critiques et scientifiques, la liberté, aussi de connaître et d'aimer l'esprit de leur temps... Ce qui fait pour moi l'importance de l'acte de M. Saintyves (car un tel livre est un acte), c'est qu'avec lui comme avec M. Houtin comme avec tout ce petit groupe de foi certaine et fervente, nous autres libres-penseurs, nous nous sentons en sécurité entière et en union spirituelle. Quelle que soit leur foi, ces hommes-là ne demandent pour la défendre ou la répandre que des armes rationnelles.

G. LANSON.

Semaine Religieuse de Saint-Flour.

L'ouvrage que nous présentons aux lecteurs de la *Semaine* traite avec une sincérité voisine de l'audace cette délicate question d'une réforme intellectuelle du clergé. L'auteur s'abrite sous un pseudonyme. Je le soupçonne d'être un prêtre. Il est un peu triste que l'intolérance de quelques-uns oblige des esprits aussi vigoureux et aussi francs à se dissimuler.

Avec ses audaces, le livre de P. Saintyves est bienfaisant. Il a soulevé des polémiques. Ce n'est pas un mauvais signe : c'est la preuve que l'œuvre est vivante. Très instamment, nous conseillons ce livre aux prêtres cultivés.

L'abbé M. L...

Le Siècle, 11 janvier 1904.

Voici un ouvrage que j'ai pu lire jusqu'au bout en manquant à toutes sortes de petits devoirs. J'en connais peu d'aussi intéressants.

H. BRISSON, président de la Chambre.

L'Autorité, 13 janvier 1904.

En parcourant ces pages, on s'aperçoit tout de suite que l'auteur doit posséder à fond son sujet, être du bâtiment. Aussi peut-il dire : « Ce livre est d'abord un plaidoyer pour la liberté d'enseignement ; mais, en même temps, une critique de l'enseignement clérical. Cette critique s'appuie à peu près uniquement sur des textes ecclésiastiques et beaucoup seront stupéfaits de voir ce que pensent les membres les plus intelligents du clergé de l'enseignement donné aux clercs...»

ED. PUECH.

Annales de Philosophie chrétienne, janvier 1904.

Je souhaite que le livre de M. Saintyves ne passe point aperçu, car il dénonce un péril grave et il nous propose des réformes excellentes.

J. FENIER.

Le Canada, 27 mars 1904.

Le livre de M. Saintyves offre au public catholique un intérêt singulièrement vif. Son orthodoxie est parfaite et de même sa sincérité. Ses dernières pages peuvent, comme le dit l'auteur, rassurer ceux qui croiraient que l'esprit scientifique doive jamais amener la destruction du sentiment religieux.

B.-C. MORAS.

Journal de Genève, 5 février 1904.

Il est consolant, au milieu des circonstances si tristes à l'heure présente — je me place en ce moment au point de vue purement chrétien et patriotique — d'entendre des voix aussi hautement inspirées que celles de M. Saintyves.

DE ROBERTY.

P. SAINTYVES

Les Saints Successeurs des Dieux

ESSAIS DE MYTHOLOGIE CHRÉTIENNE

1 beau vol. in-8 de 416 pages, franco. . Epuisé . . **10** francs

Revué Universitaire, 15 décembre 1907, p. 419.

Cette étude est divisée en trois parties : I. L'origine du culte des saints. — II. Les sources des légendes hagiographiques — III. La mythologie des noms propres. Elle mérite sans doute d'être discutée par les spécialistes de l'histoire religieuse et de la mythologie. Mais la netteté de l'exposition, la multitude des exemples allégués en font un excellent ouvrage de vulgarisation pour les profanes comme moi, qui sont curieux tout à la fois de voir un peu clair dans la floraison prodigieuse de la légende chrétienne et de savoir ce qu'un catholique libéral est disposé à en croire. C'est une lecture tout à fait amusante et dont la conséquence va loin, au delà même de ce que promet le titre.

G. Lanson, *professeur à la Sorbonne.*

Revue historique.

Dans ce volume, M. Saintyve étudie les saints engendrés par des mots ; il le fait avec prudence et méthode. Il serait à désirer que les érudits locaux lussent un livre si propre à les guider dans la critique des légendes et à leur inspirer de fécondes monographies. Tel qu'il est, ce premier volume, nécessairement provisoire et incomplet, marque avec une force singulière cette vérité que les hommes n'ont pas modifié leurs procédés d'esprit en passant du paganisme au christianisme, que la *sainteté* chrétienne prolonge la *sagesse* païenne.

Ch. Guignebert,
Chargé du cours d'histoire du christianisme à la Sorbonne.

Revue du Clergé français, 1ᵉʳ septembre 1907.

Je n'ai pas besoin de dire qu'aucun catholique ne peut accepter la thèse de l'auteur. Cette réserve faite, on doit reconnaître que le livre de M Saintyves témoigne d'une rare érudition et qu'il a une réelle valeur scientifique. On y trouve réunis une multitude de faits et de rapprochements que l'on chercherait vainement ailleurs ; du reste, les références abondantes qu'il fournit le rangent dans la catégorie des instruments de travail.

Abbé J. Turmel.

Revue de Synthèse historique, juin 1907.

M. Saintyves traite les questions qu'il aborde avec une prodigieuse richesse de citations et d'exemples : ses références, toujours précises, montrent combien il est au courant de la science des religions Pourvu d'un réel talent d'exposition, il permet au lecteur de le suivre sans fatigue à travers de multiples détails. Libre de tout parti pris confessionnel, préoccupé uniquement de la vérité scientifique, son indépendance ne l'empêche pas de parler de phénomènes religieux avec une gravité respectueuse, comme le prouvent ces quelques lignes : « Le culte des héros, et plus encore le culte des saints sont encore infiniment supérieurs à toutes les formes du naturalisme primitif. Protestation reconnaissante de ce que nous devons aux générations passées, ils témoigne d'une intuition profonde de ce qu'il y a de religieux dans le sentiment de l'humaine solidarité. »

Georges Weill, *professeur d'histoire à l'Université de Caen.*

La Grande Revue.

Cet excellent livre intéressera certainement, non seulement le mythologue et l'historien des religions, l'anthropologue et le traditioniste, le philologue et le liturgiste, l'artiste et l'iconographe, mais aussi les plus fins lettrés.

L. Ancel.

GRANDE IMPRIMERIE DU CENTRE
F. HERBIN & H. BOUCHÉ, MONTLUÇON

www.ingramcontent.com/pod-product-compliance
Ingram Content Group UK Ltd.
Pitfield, Milton Keynes, MK11 3LW, UK
UKHW022257120726
13694UKWH00003B/1092